产妇"坐月子"的身心健康研究

刘燕群　著

U0250146

WUHAN UNIVERSITY PRESS
武汉大学出版社

图书在版编目(CIP)数据

产妇"坐月子"的身心健康研究/刘燕群著. —武汉：武汉大学出版社,2018.9
ISBN 978-7-307-20436-2

Ⅰ.产…　Ⅱ.刘…　Ⅲ.产褥期—妇幼保健—基本知识　Ⅳ.R714.6

中国版本图书馆 CIP 数据核字(2018)第 179178 号

责任编辑:李　场　　　责任校对:汪欣怡　　　版式设计:汪冰滢

出版发行:**武汉大学出版社**　（430072　武昌　珞珈山）
（电子邮件：cbs22@whu.edu.cn　网址：www.wdp.whu.edu.cn）
印刷:北京虎彩文化传播有限公司
开本:720×1000　1/16　印张:7.25　字数:95 千字　插页:1
版次:2018 年 9 月第 1 版　　2018 年 9 月第 1 次印刷
ISBN 978-7-307-20436-2　　定价:28.00 元

前　言

　　本书旨在研究我国产妇对传统"坐月子"行为的依从性及对其生理和心理健康状况的影响。运用描述重复测试的研究设计在产后 3 天以及产后 6 周，通过方便抽样的方法抽取了 198 名足月分娩的、具有健康妊娠史的产妇。运用 6 分钟步行距离测验（有氧耐力）、30 秒坐站测试（下肢肌力）、躯体症状严重性量表以及 SF36 中生理健康的量表测量产妇的生理健康。运用爱丁堡产后抑郁量表和中国人健康问卷测量产妇的心理健康。运用坐月子行为的依从性量表测量产妇的"坐月子"行为的依从性。研究结果发现，与产后 3 天相比，产妇的有氧耐力和下肢肌力在产后 6 周有显著的提高（$p<0.001$），但没有达到同年龄阶段女性的相应水平。剖腹产产妇的生理健康状况显著地低于自然分娩的产妇（$p<0.05$）。生理功能在产后 6 周有显著性提高（$p<0.001$），但是总体健康以及生理机能在产后 6 周显著性降低（$p<0.001$）。产后 6 周后的躯体症状在数量和严重程度上都低于产后 3 天的水平。与产后 3 天相比，产后抑郁在产后 6 周显著性提高（$p<0.001$）。70.7% 的女性在产后 3 天和 71.2% 的产妇在产后 6 周具有非精神性的精神障碍。坐月子行为的依从性与有氧耐力显著性负相关，与产后抑郁呈显著正相关（$p<0.05$）。因此，遵从传统"坐月子"的行为并不一定有助于产妇的身体健康。医疗工作人员应该对产妇和家庭进行关于科学"坐月子"的健

康教育，将以研究为基础的证据整合到"坐月子"的行为中，提升产妇健康水平。建议社区卫生人员在产后访视时进行常规的产后抑郁筛查，这将有助于产妇产后抑郁的早期干预。

作　者

2018 年 6 月

目　　录

第1章 概 述

1.1 研究背景

妊娠是女性生命周期的一个重要阶段,从怀孕到分娩以及产褥期,女性身体各个系统都在不断地发生变化。在孕期,在胎盘产生的激素作用下,母体各系统都发生了一系列适应性的解剖和生理变化,并调整其功能,以满足胎儿生长发育和分娩的需要。产褥期是指产妇全身各器官除乳腺外从胎盘娩出至恢复或接近正常未孕状态所需的时期,一般为产后6周。在产褥期,产妇的每一个身体系统特别是生殖系统都在发生重大的变化,因而也伴随着一系列的生理症状。在产褥早期,产妇因子宫收缩引起下腹部阵发性疼痛,哺乳时反射性的子宫收缩可使疼痛加重。产后随着子宫蜕膜的脱落,会出现产后恶露。在产褥早期,大量多余的组织液需要排泄,使皮肤排泄功能旺盛,产妇会大量出汗,同时出现泌尿增多和排尿困难的症状。另外,产妇还可能出现乳房胀痛、乳头皲裂、下肢静脉血栓以及疲乏等症状。因此做好产褥期的管理,对产妇身体健康的恢复至关重要。

在不同的社会文化背景下,为尽快恢复孕前状态,使产妇身体康复,女性产后的行为方式都不一样(Milgrom, Martin, & Negri, 1999)。在美国文化中，怀孕是一个正常的生理过程，女性分娩后就可以自由地活动而且自行照顾婴儿，相比于产妇的健康，婴儿的健康和照顾更受到家庭的重视。女性产后的饮食与孕前也并没有很大的差异。父母与子女都相对独立，一般情况下，产妇并不和父母居住在一起，而且父母也没有义务在产后长期对产妇进行照顾和护理，因此在产褥期美国产妇并没有一个正式的家庭支持系统对其进行照顾（McGovern et al.，2011）。但是在亚洲很多国家，产妇的产后行为受文化和健康信念的影响，与美国产妇有很大差异。比如在约旦，产妇能够得到来自父母的家庭支持，具有正式的家庭支持系统，产妇需要在家休息 40 天，只允许在室内进行适当的活动（Nahas & Amashen，1999）。在中国、韩国、菲律宾以及越南，产妇也都具有正式的家庭支持系统，在产后 3~6 周，产妇都可以不用做任何家务，只需要好好休息，同时在此期间注意保暖、尽量卧床休息，饮食方面也有一些禁忌。

在我国，女性分娩后都需要"坐月子"，这种习俗起源于宋朝（Chien, Tai, Ko, Huang, & Sheu, 2006；Leung, Arthur, & Martinson, 2005）。"坐月子"是对女性为家庭繁育下一代功劳的认同和奖励，是一种正式的支持系统，能够更好地促进产妇的康复（Chu, 2005）。在我国传统中医理论中，分娩被认为打破了体内的"阴阳平衡"。阴，是指冷，冬天，黑暗，象征阴柔，内在，卑下和消极；阳，指的是太阳，热，夏天，象征阳刚，外在，优越和积极（Cheung, 1997）。因此，在产后第一个月，产妇都需要遵从一些特定的行为，例如不能碰冷水，不能洗澡，需要喝鸡汤等温补的食物，通过这些行为来达到体内的阴阳平衡，从而恢复身体健康（Chien et al.，2006；Leung, Arthur, et al.，2005；Holroyd, Fung, Lam, & Sin, 1997）。

传统的"坐月子"行为主要包括对母亲角色的某些限制，保暖以及饮食方面的限制（Chien et al.，2006；Leung, Arthur, et al.，2005；Holroyd et al.，1997）。产妇应该卧床休息一个月（Leung，Arthur，et al.，2005；Liu et al.，2006；Matthey，Panasetis，& Barnett，2002）。双方的父母或者雇佣的月嫂会来照顾产妇和婴儿（Gao，Chan，You，& Li，2010；Holroyd，Twinn，& Yin，2004）。产妇为了恢复健康和预防今后的某些身体疾病如腰背疼、头疼和关节疼等，在"坐月子"期间应该避免从事家务活动，例如打扫卫生、洗碗、做饭等（Strand，Perry，Guo，Zhao，& Janes，2009；X. L. Wang et al.，2009）。"坐月子"期间避免出门也是为了避免产妇受寒。同样地，"坐月子"期间也不建议产妇洗澡、洗头，避免产妇受凉感冒（Holroyd et al.，2004；Strand et al.，2009）。饮食方面也有一些限制，产妇应该避免食用凉性食物，例如某些水果、蔬菜和冷饮等，而应该进食温补的食物，比如鸡汤、红糖水等（Holroyd et al.，2004；Liu et al.，2006；Strand et al.，2009）。

绝大多数产妇会遵守传统的"坐月子"行为，因为她们相信遵守这些行为将有助于身体康复和预防今后出现的"月子病"。（Cheung，1997；Holroyd，Lopez，& Chan，2011）。"坐月子"有防未病之说，认为坐好月子就可以预防今后身体出现各种疾病，如果坐不好月子，则会出现很多疾病，俗称"月子病"。然而随着我国社会文化的快速发展，一些城市女性对传统的"坐月子"行为开始质疑并且调整了一些传统"坐月子"的行为，例如坐月子期间还是会洗头和洗澡，也会吃青菜水果（Holroyd et al.，2011；Liu et al.，2006；Raven，Chen，Tolhurst，& Garner，2007）。但是，目前关于传统"坐月子"行为依从性的量性研究很少（Liu et al.，2006；X. L. Wang，Wang，Zhou，Wang，& Wang，2008）。另外传统"坐月子"行为对产妇生理和心理健康影响的研究也较少，而且研究结果也不一致，尚不明确传统的"坐月子"行为对产妇生理健康和心理健康的影响（Chien et al.，2006；Chu，2005；Gao et al.，2010；Matthey et al.，2002；Wong & Fisher，2009）。

1.2　研究目的

本书研究产妇产后 3 天和产后 6 周生理健康（有氧耐受力、下肢肌肉力量和生理症状）和产后抑郁状况。另外，本书也探讨产妇对传统"坐月子"行为的依从性以及对产妇健康的影响。具体而言，本书的研究问题有如下几个方面：

1. 产妇产后 3 天和产后 6 周生理健康状况如何以及是否有差异？

子问题如下：

（1）产妇在产后 3 天和产后 6 周时 6 分钟步行距离有多远？产后 3 天和产后 6 周是否有差异？

（2）产妇在产后 3 天和产后 6 周时 30 秒坐立实验可以做多少个？产后 3 天和产后 6 周是否有差异？

（3）产妇在产后 3 天和产后 6 周时 SF36 量表中生理健康子量表的得分是多少？产妇在产后 3 天和产后 6 周是否有差异？

（4）产妇在产后 3 天和产后 6 周时身体症状及严重程度是否有差异？

（5）产妇在产后 3 天和 6 周时 6 分钟步行测试、30 秒坐立实验、SF36 v2 生理健康量表以及躯体症状量表的相关性如何？

2. 产妇在产后 3 天和产后 6 周心理健康状况如何？产后 3 天和产后 6 周是否有差异性？

子问题如下：

（1）在产后 3 天和 6 周，通过爱丁堡产后抑郁量表测量出的产妇产后抑郁状况水平如何？产后 3 天和产后 6 周是否有差异性？

（2）在产后 3 天和 6 周，通过中国人健康问卷测量出的产妇心理健康状况如何？

（3）在产后 3 天和产后 6 周爱丁堡产后抑郁量表的得分和中国人健

康问卷得分是否有相关性？

3. 产妇对传统"坐月子"行为依从性如何？

4. 产妇对传统"坐月子"行为的依从性和产妇生理健康和心理健康的相关性如何？

1.3 研究假设

1. 产妇生理健康在产后 3 天和产后 6 周具有明显的统计学差异。

2. 产妇心理健康在产后 3 天和产后 6 周具有明显的统计学差异。

3. 产妇对传统"坐月子"行为的依从性将影响产妇的生理和心理健康状况。

1.4 研究意义

根据中国的传统文化，产妇在产后一个月需要"坐月子"，然而对于产妇是如何坐月子的了解甚少（Liu et al.，2006；X. L. Wang et al.，2008）。因此，本书的研究将有助于我们更加了解产妇坐月子的具体行为以及产妇的生理和心理健康状况。

一些研究发现，传统"坐月子"行为是产妇心理健康尤其是产后抑郁的危险因素（Leung，Martinson，& Arthur，2005；Matthey et al.，2002）。尽管如此，也有一些研究证实传统的"坐月子"行为是产妇心理健康的保护因素（Chien et al.，2006；Hung & Chung，2001）。因此，关于传统"坐月子"行为对产妇心理健康的影响结果不一致。另外，目前关于产妇从产后 3 天到产后 6 周的生理健康的研究也比较缺乏。本书探讨"坐月子"对产妇生理和心理健康的影响，将有助于我国医疗卫生人员了解我国产妇的产后 6 周生理健康和心理健康水平。本书将为今后产妇健康干预研究提供相关的数据基础，并在实施健康干预后进行效果评价。研究结果将提供给护士关于"坐月子"行为对产妇健康影响的科研证据，这也将有助于临床护士和社区护士为产妇提供如何"坐月子"的循证实践，从而科学地指导产妇"坐月子"，改善产妇的身体健康状况，提高产妇的生活质量。

第2章　相关文献

本章涉及的相关文献内容主要包括：（1）不同文化中的产后行为；（2）传统"坐月子"行为的依从性；（3）产妇的生理健康；（4）传统"坐月子"行为对产妇生理健康的影响；（5）产妇的心理健康；（6）传统"坐月子"行为对产妇心理健康的影响。另外，在本章节的最后也将呈现本书的理论框架。

2.1　不同文化中的产后行为

在美国文化中，怀孕与分娩对于女性来说，是比较脆弱的一个时期，但是分娩后，产妇被认为是健康的（Lauderdale，2008）。产妇分娩完后很快就可以自己照顾婴儿。在医院，婴儿和妈妈是在一个房间的，摇篮就放在母亲的床边，这将有助于妈妈观察婴儿，并与婴儿互动，给婴儿提供日常的护理，比如安抚宝宝，给宝宝换尿不湿等（Temkin，2002）。一旦回到家，丈夫和亲戚可能会提供帮助，但妈妈仍然是宝宝的主要照顾者（Evenson，Aytur，& Borodulin，2009）。在美国等西方医学中，与产后护理相比，大众更加关注孕期和分娩，因此产后母亲缺乏一个正式的支持系统（Lauderdale，2008）。绝大多数的美国新生妈妈在产后4~6周就回归工作岗位，同时还要照顾自己、新生的宝宝，还有家庭的其他成员（McGovern et al.，2006；Tucker et al.，2010）。而且，医疗卫生人员建议产妇在产后进行常规的体力活动（American College of Obstetricians and Gynecologists，2011）。分娩完后，只要产妇觉得舒适，就可以下床行走，然后逐渐爬楼梯，从事与日常生活相关的常规体力活动（ACOG，2011）。一旦产后恶露干净后，产妇就可以开始正常的锻炼（ACOG，2011）。美国产妇在产褥期对饮食方面没有特殊的禁忌，医务人员会建议产妇食用食物金字塔中列出的健康食物，并且遵从母乳喂养的饮食原则（U. S. Department of Agriculture，2012）。如果母乳喂养的话，产妇被建议继续补充孕期时的维生素。

在韩国，女性分娩后需要接受独特的产后康复调理（延慧秀，2015）。分娩完回到家后，家门口都会挂上"禁绳"，这一习俗的目的是为了让产妇和新生儿能够在安静安全的环境中休息，因为产妇分娩完后身体较虚弱、免疫力较差，新生儿也一样，容易受感染，因此，在此期间是禁止外人进入和产妇出门的。另外，大门口挂"禁绳"还有一部分原因是因为民间信仰，用来避邪。通常用稻草来做"禁绳"，而且搓稻草的方向也要向左，因为民间的迷信说法认为世界运转的方向是向右转动，而向左搓稻草就可以避免邪气影响到产妇和新生儿。一般大门口挂禁绳的时间为3周，通常韩国人把产后3周的调理期称为"三七日"。在这3周内，产妇不需要从事家务劳动，只需要好好休息恢复身体健康。在韩国传统的文化中，产妇在产后3周的调理期间需要注意保暖，即使是夏天也需要盖着被子出汗，避免吹风受凉，尤其是头部；不宜接触冷水和用冷水洗澡，建议产妇产后三周内不洗澡。产妇在此期间也不宜走动，尽量卧床休息。生冷、寒凉的食物为绝对禁忌，燥热刺激性食物也不可以食用。在调理期间也有一些特定的食物，比如童子鸡鲤鱼汤、海带汤以及老南瓜汤。韩国女性认为产后的调理对女性的身体健康起着至关重要的作用，如果调理得好，身体就可以较快恢复；如果调理不好，则会出现各种顽固性产后疾病，因此韩国社会对产后调理很重视。

在中国，产妇都要遵守一个传统的文化习俗——"坐月子"。"坐月子"起源于我国的宋朝（Chien et al.，2006；Leung，Arthur，et al.，2005）。虽然这一传统的源头和发展脉络尚不清晰，但是随着中医理论与实践的发展以及健康观念的变化，逐渐形成了产妇"坐月子"的习俗及具体的内容。《产孕集》中写道："产后气血虚少，络脉空乏，肢节懈怠，腠理开张，皮毛不实，营卫不顾，血道易塞，气道易滞。"因此，中医认为，妇女产后气血亏虚，需要补气补血。《产鉴》中也写道："妇人非止临产需忧，产后倍宜将息，勿以产时无他疾，乃纵心恣意，无所不犯，时犯微弱秋毫，感病重于山岳。"因此，中医非常重视妇女的产后调理，认为产妇需要通过坐月子来恢复体内血气。传统的"坐月子"行为在我国的不同地区各有差异，但可以总结归纳为三部分：母亲角色受限，活动限制和保暖，以及特殊的饮食。

2.1.1 母亲角色受限

在"坐月子"期间，为了感谢产妇为这个家庭生育下一代，家庭和社会都会为产妇提供全面的照顾和支持（Cheung，1997；Cheung et al.，2006；Leung，Arthur，et al.，2005；Raven，et al.，2007；X. L. Wang et al.，2008）。在分娩后，产妇的主要任务是充分休息从而恢复体内的阴阳平衡，坐完月子后再承担母亲的角色（Liu et al.，2006；Matthey et al.，2002）。《易经》中阐述了阴阳运动是万事万物的运动规律，太极图就是阴阳运动哲理的缩影。凡是向阳光的、外向的、明亮的、上升的、温热的、永恒运动的，都属于阳；反之，凡是背阳光的、内向的、晦暗的、下降的、寒冷的、相对静止的，都属于阴。阳主热，阴主寒；阳主动，阴应静。阴与寒冷、冬天和黑暗的想象有关。女人在分娩期间，会丢失体内血液，导致气血受损，阴阳失衡，因此需要通过"坐月子"去恢复体内的阴阳平衡。在"坐月子"期间，为了恢复健康，产妇不用从事家务劳动，自己的母亲或者婆婆会帮忙做家务，照顾自己和宝宝（Cheung et al.，2006；Holroyd et al.，2004；Leung，Arthur，et al.，2005；Strand et al.，2009；Wong & Fisher，2009）。有些家庭可能因为各种原因自己母亲或者婆婆无法胜任照顾自己和宝宝的角色，就会雇佣月嫂照顾宝宝和产妇，甚至越来越多的产妇选择在月子中心"坐月子"（Callister，2006）。在坐完月子后，产妇就要开始自己照顾宝宝了。

2.1.2　活动和保暖

在"坐月子"期间，为了更好地促进产妇恢复健康，产妇需要减少活动，注意保暖和休息（Holroyd et al.，2004；Wong & Fisher，2009）。产妇需要尽量卧床休息，避免走动（Leung，Arthur，et al.，2005）。另外，为了避免今后出现月子病如后背疼、手疼和视力受损，产妇也要避免进行重体力的劳动，如做饭、打扫卫生等，避免过度用眼，如看电视和阅读书籍等（Strand et al.，2009；Wang et al.，2008）。产妇也需要避免长时间蹲着和站着，因为这些活动可能不利于子宫的恢复（Chien，et al.，2006）。"坐月子"期间也不宜发生性生活，因为子宫尚未恢复，而且产后恶露还没有干净，容易导致产褥期感染。为了避免对神灵的冲撞，"坐月子"期间也不宜去寺庙祭拜。如果在坐月子期间不遵守这些行为禁忌，将会对产妇的身体产生危害（Cheung，1997；Chien et al.，2006；Holroyd et al.，2004；Strand et al.，2009）。

"坐月子"期间应注重产妇的保暖（Strand et al.，2009）。在分娩期间，产妇丢失了部分血液，血液被认为是热的，因此分娩完后产妇就属于体寒的状态。产妇"坐月子"期间不出门就是为了避免受寒（Kim-Godwin，2003；Strand et al.，2009）。中医认为，分娩完后产妇的头皮骨缝和毛孔扩大，另外身体处于气血两虚的状态，洗头和洗澡易使湿邪和寒邪侵入头皮内及体内、关节处，并滞留于此，会导致今后出现头痛、全身关节疼痛和月经不调等。因此"坐月子"期间应该避免洗头和洗澡（Chien et al.，2006；Holroyd et al.，2004；Wang et al.，2008）。产妇"坐月子"期间还需要戴帽子和穿袜子，因为这样就可以避免今后会发生头疼和脚疼的情况（X. L. Wang et al., 2008）。传统观念也认为"坐月子"期间产妇不能梳头和刷牙，因为梳头、刷牙会导致产妇今后出现头皮痛、牙齿松动和脱落等。如果"坐月子"期间，产妇必须出门，那么就需要把自己包裹严实，避免受寒（Chien et al., 2006）。而且有些地方的习俗认为在"坐月子"期间生人是不能够进入月子房的，因为生人进入月子房会带来邪气。"坐月子"的这些行为不仅在我国大陆、香港和台湾地区比较常见，在海外居住的中国女性中也比较常见（Brathwaite & Williams, 2004；Cheung, 1997；Matthey et al., 2002）。

2.1.3 食物

食物在促进产妇产后恢复和预防今后的"月子病"中扮演着重要的角色。中医认为人体需要阴阳平衡，才能达到健康的状态。食物是人体健康的重要营养来源。中药有四气（寒热温凉）五味（辛甘酸苦咸）性能，同时又可以分为阴阳两种属性，寒凉属于阴、温热属于阳；酸苦咸属于阴、辛甘淡属于阳。我国有一句古话云："药食同源"，这也就是说食物也可分阴阳。食物的性能为寒凉、酸苦咸等的则属于阴性食物，比如苦瓜、绿豆、海带、鸭子、竹笋、梨子等。食物的性能为温热、辛甘淡的则属于阳性食物，比如羊肉、狗肉、大枣、桂圆、蜂蜜、鸡肉等。坐月子期间的饮食习俗主要是两个方面：食补（大量地吃）与禁食（不能吃）。产妇通过食补恢复体力以及促进乳汁的分泌，有益于母乳喂养。建议产妇吃阳性的食物，因为阳性的食物被认为是温补的食物，这样就能够促进产妇体内的阴阳平衡，弥补因分娩时丢失血液而导致的元气缺失。同时吃温补的食物也有益于产后母乳喂养，降低产妇体内的寒气（Holroyd et al., 2004；Liu et al., 2006；Matthey et al., 2002；Ma & Bai, 2010；Strand et al., 2009）。米酒就是温补食物的一种，因为米酒可以加速体内的血液循环，防止血块的淤积（Holroyd et al., 1997）。产妇在"坐月子"期间也可以进食猪蹄，因为猪蹄富含蛋白质，可以促进产妇乳汁的分泌（Brathwaite & Williams, 2004; Holroyd et al., 2004）。在"坐月子"期间, 不建议产妇食用阴性食物, 因为这类食物不利于产妇健康的恢复。常见的寒性食物包括大多数的新鲜水果和蔬菜（Liu et al., 2006; Ma & Bai, 2010; Strand et al., 2009）。表 2.1 列出了在中国和国外不同地区常见的阴性和阳性食物。

表 2.1　坐月子期间产妇经常食用的阳性食物和避免食用的阴性食物

类型	食　物
阴	竹笋, 香蕉, 柠檬, 橘子, 菠萝, 西红柿, 卷心菜, 芹菜, 玉米, 蘑菇, 花菜, 冰淇淋, 鸭子, 盐（马改宁, 白高进, 2010; Liu et al., 2006; Strand et al., 2009; Wang et al., 2008）
阳	鸡蛋（Leung, Arthur, et al., 2005a; Liu et al., 2006; 王晓莉, 王静, 2000; X. L. Wang et al., 2008） 鸡肉（Cheung, 1997; Chien et al., 2006; Holroyd et al., 1997, 2004; Liu et al., 2006） 米酒（Cheung, 1997; Holroyd et al., 1997, 2004; Wang et al., 2000, 2008） 红糖（Liu et al., 2006; Wang et al., 2000, 2008） 猪蹄（Brathwaite & Williams., 2004; Holroyd et al., 2004; Liu et al., 2006 米汤、面条（X. L. Wang et al., 2000, 2008） 中药（当归）（Brathwaite & Williams, 2004; Holroyd et al., 1997） 鲫鱼（Cheung, 1997; Liu et al., 2006） 猪腰或者动物内脏（Chien et al., 2006） 姜醋鸡蛋蒸猪肉（Leung, Arthur, et al., 2005） 红枣、干荔枝、黑木耳（Holroyd et al., 1997） 豆腐、龙眼干、芝麻油（Cheung, 1997） 姜（Brathwaite & Williams, 2004） 小麦、燕麦、八角（Ma & Bai, 2010）

关于饮食我国民间有"以形补形、以色补色"之说，这可能是认为万物有灵，各个部位的形状相似、构成的元素基本相同，所以能够以形补形。女性分娩后气血两虚，因此需要补血气，猪腰、猪肝、红枣、红糖等能够补气血，所以产妇在"坐月子"期间应经常食用（Cheung, 1997；Chien et al., 2006）。产妇进食食物的种类因不同的地区而有所差异，农村和城市有所差异，不同的省份也有所差异（Braithwaite & Williams, 2004；Cheung, 1997；Holroyd et al., 1997；Liu et al., 2006；X. L. Wang et al., 2008）。研究发现，来自于湖北省的城市、乡镇和农村的产妇在"坐月子"期间都会饮用红糖水，因为这样可以促进产后的恢复（Liu et al., 2006）。而在一项针对我国台湾地区产妇的质性研究发现，依照传统观念，产妇在坐月子期间需要吃猪腰或其他动物的内脏（Chien et al., 2006）。具体见表2.1。

2.2 "坐月子"行为的依从性

我国产妇对传统"坐月子"行为的依从性因不同的居住地而有所差异（Brathwaite & Williams, 2004；Chien et al., 2006；Gao et al., 2010；Holroyd et al., 2011）（见表2.2）。许多产妇或多或少都遵守一些传统的"坐月子"行为（Chien et al., 2006；X. L. Wang et al., 2008；Matthey et al., 2002；Cheung, 1997）。一些产妇遵守传统"坐月子"行为，是因为她们相信传统的行为能够促进自己产后身体的恢复和预防月子病（Cheung, 1997；Holroyd et al., 2011；X. L. Wang et al., 2009）。产妇认为如果不遵守"坐月子"的相关禁忌，以后就会患相关的疾病，也就是月子病。产妇有这种认知的原因其实是受中医的影响。中医理论认为"坐月子"除了恢复产妇的健康外，还有治未病的功效，《胎产心法》云："凡产后百日内，不詈骂，少劳碌，禁淫欲望，终身无病。"产妇遵守传统的"坐月子"行为还有一部分原因是因为其"坐月子"期间的照顾者

表2.2 "坐月子"行为依从性研究一览表

作者	研究场所	研究目的	研究设计	样本特征	研究结果
Brathwaite & Williams, 2004	加拿大	探讨中国产妇分娩和产后"坐月子"的感受	质性研究	6名中国产妇	产妇遵守部分的传统"坐月子"行为,另外修正了一些传统"坐月子"行为
Q. Y. Chen et al., 2008	中国大陆	探讨中国产妇"坐月子"行为以及影响因素	质性和量性相结合研究	776名产后6周的产妇	绝大多数的中国产妇都会遵守传统的"坐月子"行为,影响因素包括长辈的压力、产后家访以及产妇的教育背景
Cheung, 1997	苏格兰	探讨中国产妇的"坐月子"行为	质性研究	总共45名研究对象,包括产妇、产妇家属、社区工作人员以及朋友	产妇选择性地遵守传统的"坐月子"行为
Cheung et al., 2006	中国大陆	探讨我国产妇"坐月子"行为的依从性以及原因	质性研究	24名剖腹产后1周的产妇、28名产后8个月的产妇以及72名社区卫生工作人员	"坐月子"在我国产妇中很普遍,产妇遵守部分的传统"坐月子"行为,同时也修改了一些行为

续表

作者	研究场所	研究目的	研究设计	样本特征	研究结果
Chien et al., 2006	中国台湾	描述产妇对传统"坐月子"行为的依从性以及对产妇健康的影响	量性研究	202 名产后 4~6 周的产妇	绝大多数的产妇都会遵守传统的"坐月子"行为,"坐月子"行为的依从性与生理症状和产后抑郁相关
Holroyd et al., 2011	中国香港	探讨两代人对"坐月子"行为的看法	质性研究	20 名自然分娩的产妇以及 12 名产妇的妈妈或者婆婆	与自己妈妈或者婆婆相比,产妇对传统"坐月子"行为的依从性更加灵活
Holroyd et al., 1997	中国香港	探讨中国产妇"坐月子"行为	质性研究	7 名产后 6 个月的经产妇	不同的产妇"坐月子"行为的依从性不同,同伴和家庭对产妇"坐月子"行为的依从性影响较大
Holroyd et al., 2004	中国香港	探讨中国产妇"坐月子"行为	质性研究	100 名产后 6 周的初产妇	产妇遵守一些传统的"坐月子"行为尤其在饮食方面

续表

作者	研究场所	研究目的	研究设计	样本特征	研究结果
Kartchner & Callister, 2003	中国大陆	探讨中国产妇"坐月子"经历	质性研究	10名产后5个月的初产妇	不同的产妇"坐月子"行为存在差异性
Leung, Arthur et al., 2005	中国香港	探讨中国产妇"坐月子"经历	质性研究	20名产后6个月的产妇	产妇不会完全地依从传统的"坐月子"行为，大多数行为已经被改变
Liu et al., 2006	中国大陆	描述中国产妇"坐月子"行为	量性研究	2100名产后2年的产妇	大多数产妇会遵守传统的"坐月子"行为，产妇依从性的影响因素包括产妇的教育背景、产妇的居住地以及家庭收入
Matthey et al., 2002	澳大利亚	探讨中国产妇"坐月子"行为的依从性	量性研究	102名产后6周的产妇	大部分的产妇都会遵守一些传统的"坐月子"行为，产妇的受教育水平是影响因素
Raven et al., 2007	中国大陆	描述中国产妇"坐月子"行为	质性研究	36名产妇家属以及8名医疗卫生工作者	产妇都会"坐月子"，一些传统的"坐月子"行为对产妇健康有益，但是也有一些行为对产妇健康有害

续表

作者	研究场所	研究目的	研究设计	样本特征	研究结果
Strand et al., 2009	中国大陆	探讨产妇、产妇父母、卫生工作人员及中医对传统"坐月子"行为的看法	质性研究	18名产后1~2年产妇，5名产妇父母，5名社区卫生工作者，7名中医	所有产妇都认为分娩后需要"坐月子"，绝大多数产妇都遵守传统的"坐月子"行为
X. L. Wang et al., 2000	中国大陆	描述中国产妇"坐月子"行为	量性研究	283名产后7年的产妇	绝大多数产妇都遵守传统的"坐月子"行为
X. L. Wang et al., 2008	中国大陆	描述中国农村地区产妇"坐月子"行为	量性研究	1831名产后5~11年产妇	绝大多数产妇都遵守传统的"坐月子"行为，产妇年龄和教育背景是"坐月子"行为依从性的影响因素
X. L. Wang et al., 2009	中国大陆	探讨"坐月子"行为的依从性与慢性疼痛的相关性	量性研究	1831名产后5~11年产妇	绝大多数产妇都遵守传统的"坐月子"行为，产后5~11年慢性疼痛的发生率为55.8%，"坐月子"行为的依从性与慢性疼痛无相关性

是婆婆或者自己的母亲。在有生产经验的婆婆或者母亲的或严厉或温情的规劝下，产妇迫于其压力，就只能遵守传统的"坐月子"行为（Cheung et al.，2006；Gao et al.，2010；Holroyd et al.，2004；Strand et al.，2009；X. L. Wang et al.，2008）。Holroyd 等人（1997）发现与母亲或者婆婆居住在一起会提高产妇"坐月子"行为的依从性。但是，Matthey 等人（2002）却发现，是否和父母居住在一起与产妇对传统"坐月子"行为的依从性没有相关性。因此，产妇和长辈居住在一起是否会影响其对"坐月子"行为的依从性尚不明确。

影响产妇对传统"坐月子"行为依从性的因素还包括产妇的教育水平，家庭收入，居住地，产后是否有社区工作人员的家访，以及是否参加了健康教育课堂（陈起燕等，2008；Holroyd，et al.，1997；Liu et al.，2006；Matthey et al.，2002；X. L. Wang et al.，2008）。研究显示，产妇自身的受教育水平越高，对传统"坐月子"行为的依从性越低，这可能是因为产妇受教育水平较高，对健康的认识水平就较高，就会质疑一些传统"坐月子"行为的合理性，从而选择性地进行"坐月子"。家庭收入越高的产妇，接受健康相关知识的途径就会越多，从而对传统"坐月子"行为的依从性就越低。同时居住在农村地区的产妇和城市的产妇相比，对传统"坐月子"行为的依从性更高，这一方面是因为产妇自身的受教育水平，另一方面是因为整个家庭环境和周围人群的影响，使得其较多地遵守传统的"坐月子"行为。产妇如果接受了"坐月子"方面的健康教育，能够提高产妇对自身健康的认知水平，对一些传统"坐月子"行为就会持怀疑的态度，并且不会遵从（Leung，Arthur，et al.，2005；Liu et al.，2006）。然而，也有些研究显示，产妇的受教育水平和对传统"坐月子"行为的依从性没有相关性（Brathwaite & Williams，2004；Callister，2006；Q. Y. Chen et al.，2008；X. L. Wang et al.，2008）。目前，随着我国社会的不断发展和人们健康观念的改变，"坐月子"传统在具体的操作方式和禁忌方面都在不断地变化（Brathwaite & Williams，2004；Chien et al. ,2006；Gao et al. ,2010；Holroyd et al. ,2011；Leung,Arthur,et al. ,2005）。

第一，产妇"坐月子"的场所在变化。在过去产妇一般都在自己家或者父母家坐月子。但是随着社会经济的发展，在一些大中城市"坐月子"的商业机构开始出现，例如月子医院、月子中心等，而且越来越多年轻的产妇选择在这些商业机构"坐月子"。一方面是因为这些商业机构提供了医疗、康复、保健和健康教育，能够为产妇提供全方位的护理，另一方面，也是因为婆婆、母亲的时间和精力不够，不能够很好地照顾产妇。

第二，"坐月子"期间照顾提供者的变化。以往一般都是产妇的婆婆或者自己的母亲在"坐月子"期间提供照顾。但是现在出现的月子中心或者月子医院，提供月子期间照顾的就是这些机构的从业人员。她们一般都是护理专业的毕业生和一些妇产科医院退休的医生，她们可以提供月子期间的护理以及相应的咨询。同时也有更多的家庭聘用月嫂来家里对产妇及宝宝进行照顾。与月子中心相比，聘用月嫂费用较低，同时又有专人来照顾产妇，所以很多家庭选择聘用月嫂来照顾产妇和宝宝。

第三，产妇对传统"坐月子"行为的依从性也在改变。传统"坐月子"习俗中，产妇是需要卧床休息，不能够抱宝宝的。但是现在产妇开始质疑在"坐月子"期间她们自己是否应该照顾宝宝。Leung 等人（2005）发现，产妇因为在"坐月子"期间缺乏机会自己照顾宝宝，在坐完月子后，产妇不能够胜任自己照顾宝宝的角色，并且缺乏足够的社会心理支持，从而认为自己是个失败的母亲（Leung,Arthur,et al. ,2005；Gao et al. ,2010）。产妇也会感受到来自于照顾者的压力，尤其是当自己和照顾者对宝宝护理方面有不同意见的时候（Leung,Arthur,et al. ,2005）。

产妇对传统"坐月子"行为中活动和保暖方面行为的依从性也存在差异。绝大多数产妇会遵守"坐月子"期间不出门的传统"坐月子"行

为 (Chien et al. , 2006; X. L. Wang et al. , 2008; Matthey et al. , 2002; Cheung, 1997), 而且绝大多数居住在农村的产妇在"坐月子"期间遵守不洗澡、不刷牙和不洗头的传统"坐月子"行为 (X. L. Wang et al. , 2008; X. L. Wang et al. , 2000; Strand et al. , 2009)。然而在我国的城市地区以及移民到国外的产妇在不洗澡、不刷牙和不洗头等个人卫生方面的传统行为的依从性较低 (Cheung, 1997; Liu et al. , 2006; Liu et al. , 2009; Matthey et al. , 2002)。相比于农村地区的产妇,越来越多的城镇地区的产妇坐月子期间还是会洗澡和刷牙 (Liu et al. , 2006)。但是,农村地区的产妇在"坐月子"期间绝大多数时间躺在床上休息,下床活动较少 (Strand et al. , 2009; X. L. Wang et al. , 2008)。在我国台湾地区,超过50%的产妇在一些传统"坐月子"行为上的依从性较高,例如尽量躺在床上休息,不进行性生活,避免从事重体力活动,避免久站和久蹲 (Chien et al. , 2006)。居住在苏格兰的中国产妇会选择尽量走动,但也只在自己房子周围走动 (Cheung, 1997)。与此相反,产妇对另外一些传统"坐月子"行为的依从性较低,例如避免看书、看电视,以及只允许近亲进入"坐月子"的房间 (Chien et al. , 2006)。

我国产妇在遵从一些传统"坐月子"行为的同时会对其他的一些行为进行调整。例如,香港地区的产妇会将生姜放在水里煮沸然后再洗澡,因为她们认为生姜可以驱寒 (Holroyd et al. , 2011; Leung, Arthur, et al. , 2005)。在苏格兰生活的中国产妇也并没有完全遵守传统的"坐月子"行为,她们照常洗头,用吹风机吹干头发,在洗澡的水里面加入伏特加用来驱寒,从而使身体达到阴阳平衡 (Cheung, 1997)。在澳大利亚,约有19%的中国产妇在"坐月子"期间用温水洗澡,只有6%的产妇在"坐月子"期间不洗头 (Matthey et al. , 2002)。

与传统"坐月子"行为中保暖和活动的依从性相比,产妇对"坐月子"期间食物的依从性更高 (Cheung, 1997; Holroyd et al. , 2011; Matthey et al. , 2002; Strand et al. , 2009; X. L. Wang et al. , 2008)。绝大多

数产妇在"坐月子"期间都避免食用生冷和酸性的食物（Chien et al.，2006；Holroyd et al.，2004；Liu et al.，2006）。在我国大陆地区的产妇，"坐月子"期间基本上会食用鸡蛋、鸡肉、红糖和鱼（Liu et al.，2006）。在香港和台湾地区，将近50%的产妇在"坐月子"期间都会经常食用鸡汤、鱼汤和猪腰，62%的香港产妇会饮用米酒或者用米酒烧肉和蒸蛋，而且也会服用一些中药调理身体（Chien et al.，2006；Holroyd et al.，2004）。

2.3 产妇生理健康状况

妊娠是女性一生中重大的发展事件，伴随着生理、心理和社会的重大改变。女性在怀孕期间和分娩后身体的各个系统和器官都会发生改变，都会伴随着一些生理症状。在澳大利亚、美国和瑞典开展的相关研究显示，产妇在产后4~8周常见的产后生理症状包括疲惫、外阴或剖腹产伤口疼痛、后背疼痛、头痛、睡眠问题、便秘以及出血（Declercq，Sakala，Corry，& Applebaum，2006；Maloni & Park，2005；McGovern et al.，2011；Schytt，Lindmark，& Waldenström，2005；Thompson，Robert，Currie，& Ellwood，2002）。产妇感到疲惫一方面是由于产后身体虚弱，另一方面是需要照顾婴儿，导致睡眠不好。在欧美国家，一般情况下顺产的产妇24小时内就会出院，剖腹产的产妇48小时内也会出院，产妇的伤口尚未完全愈合就出院了。而出院后伤口的护理主要依靠产妇自己完成，所以产妇容易出现伤口疼痛。乳房疼痛或者乳头皲裂也是产后4~8周的常见问题，这主要是不正确的母乳喂养方式导致的（Sychytt et al.，2005；McGovern et al.，2011）。在美国，大概14%的产妇在产后6周有双手麻木的感觉（McGovern et al.，2011）。

与欧美国家开展的大量产后生理症状的研究相比，我国产妇产后生理症状的研究较少（Chien et al.，2006；Liu et al.，2009）。在我国大陆和台湾地区，产后6周常见的症状有后背疼痛、剖腹产或者顺产伤口疼痛、乳房问题、恶露延长、便秘、腿抽筋、失眠、头痛和出血（Chien et al.，2006；Liu et al.，2009）。与欧美国家的产妇相比，我国产妇容易出现腿抽筋的症状，这可能是因为缺钙。欧美国家的产妇习惯喝牛奶，而且主张在产后也要补钙，而我国的有些产妇不习惯喝牛奶，而且"坐月子"期间不能出门，就导致晒太阳的机会减少，影响钙质的吸收，所以我国产妇容易出现腿抽筋的症状。

2.4 "坐月子"行为对产妇生理健康的影响

在一项针对台湾地区产妇的研究发现，对传统"坐月子"期间行为依从性越高，生理症状严重性越低，而且身体健康状况越好（Chien et al.，2006）。与此相反，在针对我国大陆地区的1831名产妇的研究表明慢性疼痛例如后背疼痛、头痛和关节痛在女性产后5~11年后比较常见，但是研究者发现这些症状和"坐月子"期间行为的依从性没有相关性（X. L. Wang et al.，2009）。也有研究发现，产妇在孕期接受健康教育和产后的家访咨询会降低产后症状例如便秘、腿抽筋的发生率（Liu et al.，2009）。

传统的"坐月子"行为包括一系列的活动限制，如尽量卧床休息，避免走动（Leung, Arthur, et al.，2005；Strand et al.，2009）。多项研究表明，长期卧床休息容易导致孕妇发生多种并发症（Maloni，2010；Maloni, Chance, Zhang, Cohen Bets and Gange, 1993；Maloni, Margevicius, & Damato, 2006；Maloni & Schneider, 2002）。研究证实，在孕期长时间卧床会增加腿部肌肉萎缩的风险。在孕期进行卧床治疗的女性，即使产后活动恢复，肌肉功能直到产后6周也还没有完全恢复。这些女性在产后也会出现活动困难、承重肌肉的酸痛以及心血管功能下降的症状，这些都证实了她们产后骨骼肌肉和心血管功能的下降（Maloni & Schneider，

2002）。有充分的证据表明，即使不是孕妇，普通人群卧床休息数周后，也会快速导致肌肉萎缩、肌肉无力、疲惫、后背疼痛（Fortney, Schneider, & Greenleaf, 1996; Maloni, 2010; Maloni et al., 1993; Maloni & Schneider, 2002）。关于孕妇和普通人群肌肉萎缩和活动受限的研究表明，如果产妇产后缺乏运动，长期卧床，不走动将会导致肌肉萎缩，出现骨骼肌肉和心血管系统功能下降的症状。但是目前关于产妇"坐月子"行为中卧床休息与骨骼肌肉和心血管健康之间关系的研究尚比较缺乏。

2.5　产妇心理健康

妊娠期间，随着孕周的增加，孕妇身体的各项生理指标也发生着很大的变化，同样心理也伴随着生理的变化而发生改变，孕妇就需不断地面对和适应自己生理和心理的变化。随着婴儿的出生，产妇的心理会发生剧烈的转变，母亲角色的转变，初为人母的兴奋和焦虑以及来自家庭的各种压力，会使产妇产生情绪上的波动，从而产生心理应激，出现心理问题。目前产妇比较常见的主要是产后心绪不良和产后抑郁症。产后心绪不良，也称为 Postpartum Blues，发生率很高，为 50%~85%。这是一种情绪应激反应增高的短暂状态，一般会自行恢复。它通常发生在产后 2 周内，产后 3~5 天达到高峰，持续几个小时到几天。主要表现为轻度抑郁、易激惹、焦虑、易哭泣、情绪不稳定、头痛、疲劳和记忆减退等。产后抑郁是产妇常见的心理问题（Beck, 2008; O's Hara, 2009; Sit & Wisner, 2009）。产后抑郁作为一个独立的疾病最早由 Pittzai 在 1968 年提出，被认为是一个不典型的抑郁症，主要表现为轻度抑郁症状群，没有植物神经症状，但具有明显的焦虑和易激惹，在产后 6 周内发病。

产后抑郁症的病因目前尚不明确，可以归纳为生物学和心理社会学两方面。生物学因素方面主要包括雌激素、孕激素、催乳素的影响。有研究认为，产后性激素的剧烈变化增加了抑郁症的发生率。产妇在分娩前孕酮及雌激素达到最高的生理水平，但分娩后随着胎盘剥离，雌激素和孕激素水平会迅速降低，从而影响中枢神经系统儿茶酚胺的浓度，尤其是边缘系统肾上腺素、去甲肾上腺素、多巴胺受体的密度，这些神经递质功能的紊乱与抑郁症的发病机理密切相关。有学者认为高催乳素的患者容易患抑郁症，因为催乳素能够抑制性腺对促性腺激素的反应，从而反馈抑制雌激素和孕激素的水平，从而造成抑郁。在心理社会学方面的研究表明，产前抑郁症、自尊感、婴儿看护应激、产前焦虑、生活应激、社会支持、婚姻关系、既往抑郁症史、婴儿性格特质及产后心绪不良是产后抑郁的重要影响因素。另外，婚姻地位、社会经济地位和非计划内怀孕也是影响因素。

目前，在临床上诊断产后抑郁的标准是1994年美国精神病学会在《精神疾病的诊断与统计手册》（DSM-Ⅳ）中制定的标准，具体标准如下：（1）心情低落、情绪抑郁；（2）缺乏或丧失活动兴趣，没有愉悦感；（3）体重明显增加或下降；（4）睡眠质量差、失眠或嗜睡；（5）精神运动性兴奋或阻滞；（6）有疲劳或乏力感；（7）感到生活毫无意义或有自责、自罪感；（8）认知能力减退或注意力难以集中；（9）反复出现死亡的念头。在产后2周内符合上述症状中的五条或以上，即认为患有抑郁症状。

除了诊断标准以外，目前研究中使用的各种筛查工具也较多。使用最广泛的产后抑郁筛查工具就是爱丁堡产后抑郁量表（The Edinburgh Postnatal Depression Scale，EPDS）。该量表在1987年由英国人Cox等编制，是专门为产后抑郁设计的一种筛查量表。量表共有10个条目，总分从0分到30分不等，得分大于10分就表明该产妇具有产后抑郁的倾向。目前EPDS已被翻译为多种语言，而且被多项研究证实该量表具有很好的信度和效度。另外一种常用的量表就是产后抑郁筛查量表（The Postpartum Depression Screening Scale，PDSS），该量表由Beck等人于2000年编制，共包含35个条目，评定产后抑郁的7个维度为：睡眠和饮食失调、焦虑和不安、情绪不稳、认知损伤、自我否定、负罪和羞愧、自残。该量表要求产妇根据过去 2 周的感受来填写，每个条目根据不同意或同意的强烈程度分为 1~5 级，总分在 35 分到 175 分。一般以大于 60 分为筛查产后抑郁的临界值，以大于 80 分为筛查重度产后抑郁的临界值。该量表被翻译为多种语言使用，也被证实是信效度较高的产后抑郁的筛查工具。贝克抑郁量表（Beck Depression Inventory，BDI-Ⅱ）也是一种用于产后抑郁筛查的工具，该量表共有 21 个条目，要求用 4 个级别，分别计分为 0、1、2、3 分来评定症状出现的频率，总分数为 0 到 63 分。该量表也被证实在产后抑郁筛查上具有较好的信效度。

产后抑郁的治疗主要包括电休克治疗、抗抑郁剂治疗和心理治疗（汤月芬，2007）。目前研究显示电休克治疗对产妇及儿童、孕妇和老年人都是有效且安全的。目前 5-羟色胺再摄取制剂（SSRI）是治疗产后抑郁的首选药物，安全性高且易服用。对于轻度产后抑郁的产妇建议采用心理治疗的方法。心理治疗包括对产妇进行支持治疗，问讯或指导性咨询，认知行为治疗，通过与家人、朋友或者他人沟通自己的想法，能够有助于产后抑郁的康复。产后抑郁的预后较好，社会和职业功能都能够得到很好的恢复。

产后抑郁的发生率在 0%~60%（Halbreich & Karkun，2006）。在一些国家，如新加坡、马耳他、马来西亚、澳大利亚和丹麦等，产后抑郁发生率较低，然而在其他国家，如巴西、圭亚那、意大利、智利、南非和韩国等，产后抑郁发生率较高（Halbreich & Karkun，2006）。在美国，运用 DSM-IV 筛查产后抑郁的发生率为 12%（Clemmens，Driscoll & Beck，2004）。在欧洲国家，产后抑郁的产妇具有一系列的症状，包括情绪低落、对日常活动丧失兴趣、绝望、无助、无精打采、胃口缺乏、疲惫、失眠、不关心家人、对婴儿具有矛盾的心理、具有自杀的倾向等（Demissie et al.，2011；McCoy，2011；Ronzio & Mitchell，2010）。产后抑郁不仅影响产妇的健康，而且也影响婴儿的健康和生长发育（Bina，2008；Klainin & Arthur.，2009）。如果产后抑郁没有得到及时的治疗，将会对产妇和婴儿的健康产生严重的影响。产后抑郁的母亲因过度焦虑与抑郁容易导致其体内去甲肾上腺素分泌减少，致使其子宫收缩乏力，从而导致产后出血；产妇低落的情绪也会影响其正常的工作和生活，对工作和生活丧失热情与信心，人际关系紧张，食欲不振，睡眠障碍，性欲减退，甚至出现自杀，对产妇及其社会产生不良影响。病情严重或未及时治疗的产妇还可进一步发展为产后精神病。患严重的产后抑郁症的产妇会出现罪恶感，甚至出现自杀或杀害周围亲人及婴儿的倾向，从而求得身心的解脱。产后抑郁的母亲抑郁症更有可能反复发作，也更有可能出现心理、行为和认知方面的问题以及影响婚姻满意度（Feldman & Eidelmann，2007；Goodman，2004）。产后抑郁症的母亲对婴幼儿情感淡漠、疏于照料，对婴幼儿缺乏爱抚和情感的交流，所以容易导致新生儿发育迟缓、睡眠和神经行为障碍，长远的影响可以表现为幼儿的行为和语言问题，甚至出现认知和行为的障碍（Goodman & Brand，2008；Forman et al.，2007；O'Hara，2009）。

我国也在产后抑郁方面开展了一系列的研究（Gao，Chan，& Mao，2009；Lee et al.，2007；卢守华，刘世军，2011；Xie et al.，2007，见表2.3）。在我国开展的12个产后抑郁方面的研究结果显示，产后6~8周时产后抑郁的发生率为7.3%~60%，发生率的差异主要是因为研究选用的工具不同和临界值选取的不同（C. Y. Cheng & Pickler，2009；A. M. Lee et al.，2007；Gao et al.，2009；S. Y. Wang & Chen，2006；S. Y. Wang，Jiang，Jan，& Chen，2003）。其中有7个研究报道我国产妇产后抑郁的发生率大于17%。

产妇经历的产后抑郁症状包括焦虑、睡眠问题、哭泣、生气、脆弱以及无法应对生活事件（Heh，Coombes，& Bartlett，2004）。另外，也包括自我认同的缺失、对婴儿的矛盾心理、母亲角色的不适应和个人情绪的崩溃（C. H. Chen，Wang，Tseng，& Chou，2006）。有些产后抑郁的产妇甚至会产生伤害自己和宝宝的想法（Chan，Levy，Chung，& Lee，2002）。

表 2.3

中国产妇生理和心理健康相关研究列表

作者	研究场所	研究设计	样本特征	研究方法	研究结果
Chan et al., 2002	中国香港	质性研究	35 名被诊断为产后抑郁的产妇	访谈	产妇感觉困惑、对婴儿矛盾的心理、产生伤害婴儿及自己的想法
C. H. Chen et al., 2006	中国台湾	质性研究	23 名诊断为产后抑郁的产妇	访谈	产后抑郁的产妇康复的过程包括破碎的角色认同、困惑及崩溃、寻求自我认同以及重新获得活力
C. Y. Cheng & Pickler, 2009	美国	量性研究	162 名产后不满一年的产妇	CESD（临界值≥16）、PSS、自测健康指数数量表、身体健康状况检测表	23.7%的产妇具有产后抑郁症状，主要包括睡眠问题、记忆力减退和性欲降低
Chien et al., 2006	中国台湾	量性研究	202 名产后 4~6 周的产妇	CESD（临界值≥15）、SDQ	30.2%的产妇诊断为产后抑郁。危险因素为她的受教育水平、初产妇、人工喂养以及在自己家"坐月子"

续表

作者	研究场所	研究设计	样本特征	研究方法	研究结果
Chu, 2005	澳大利亚	量性研究	30名产后3年内的产妇（中国大陆地区、香港地区和台湾地区）	访谈	"坐月子"在中国产妇中很流行。与中国香港和中国台湾的产妇相比，来自于中国大陆的产妇社会支持更低，压力更大
Gao et al., 2009	中国大陆	量性研究	130对产后6~8周产妇和丈夫	EPDS（临界值≥13）PSS, SSRS	13.8%的产妇被诊断为产后抑郁。危险因素包括压力，社区支持，社会支持配偶的抑郁
Hung, 2004	中国台湾	量性研究	861名产后6周的产妇	BDI-II，中国人健康问卷，Hung产后压力量表，社会支持量表	产后抑郁的危险因素包括社会支持不足、受教育水平低、低收入、无全职工作、年龄较小、分娩经历不愉快。婴儿的性别、产后压力、产后抑郁和社会支持都是影响产妇健康的因素
Gao et al., 2010	中国大陆	质性研究	15名产后6周的产妇被诊断为产后抑郁	访谈	产后抑郁的产妇感觉自身被榨干、自我感觉失败以及自相矛盾
Heh et al., 2004	中国台湾	量性研究	186名产后4周的产妇	EPDS（临界值≥10），PSSQ	产后抑郁的发生率为21%，社会支持与产后抑郁正相关

续表

作者	研究场所	研究设计	样本特征	研究方法	研究结果
Huang & Mathers, 2001	中国台湾、英国	量性研究	101 名产后 6 个月的中国台湾产妇和 50 名产后 6 个月的英国产妇	EPDS（临界值 = 12/13）SDQ	产后抑郁的发生率为 19%，危险因素包括与配偶心的关系、自信心以及焦虑
D. T. Lee et al., 2000	中国香港	量性研究	220 名产后 2 天和产后 6 周的产妇	BDI，一般健康问卷、访谈	产后抑郁发生率为 11.7%。危险因素包括产前抑郁、产后沮丧期延长、经济困难、流产 2 次以上、既往精神病史
D. T. Lee et al., 2004	中国香港	量性研究	959 名产后 1 天和产后 3 个月的产妇	EPDS（临界值 ≥ 10），婚姻满意指数、社会再适应评定量表、社会支持调查	产后 3 个月产后抑郁的发生率为 12.7%。危险因素包括与婆婆的冲突、婚姻状况不满意、既往抑郁病史和产前抑郁。"坐月子"是产后抑郁的保护因素
A. M. Lee et al., 2007	中国香港	量性研究	357 名产后 6 周的产妇	EPDS（临界值 = 12/13），HAD	产后抑郁的发生率为 24.2%。危险因素包括产前抑郁和焦虑

续表

作者	研究场所	研究设计	样本特征	研究方法	研究结果
Leung, Martinson, et al., 2005	中国香港	量性研究	269名产后6周的产妇	EPDS（临界值≥13），PSS, PSSQ, 儿童压力量表，产后支持量表	产后抑郁的发生率19.8%。危险因素包括产前抑郁、产后压力、照顾婴儿的压力、产妇年龄较小和初产产妇
Lu et al., 2011	中国大陆	量性研究	69名产后6周的产妇	EPDS（临界值≥13）	产后抑郁的发生率为17.7%。危险因素包括受教育水平、分娩方式。年龄和婴儿性别与产后抑郁不相关
Pan et al., 2004	中国大陆	量性研究	427名产后4~6周的产妇	EPDS（临界值≥13），SSC	产后抑郁的发生率为7.3%。危险因素为社会支持不足、产前抑郁、较低和较高的家庭收入
Shi et al., 2007	中国大陆	量性研究	600名产后1周、6周和3个月的产妇	EPDS（临界值≥13），HAD	产后抑郁的发生率为10.7%。危险因素包括产前抑郁、睡眠缺乏
Wan et al., 2009	中国大陆	量性研究	342名产后6~8周的产妇	EPDS（临界值≥13）	产后抑郁的发生率为15.5%。危险因素包括低收入、丈夫支持不足、孕期经历不顺、新生儿健康状况不良、没有参加孕期和产后健康教育，以及认为"坐月子"对身体恢复没有帮助

续表

作者	研究场所	研究设计	样本特征	研究方法	研究结果
S. Y. Wang et al. , 2003	中国大陆, 台湾	量性研究	512 名产后 6 周的产妇（高雄 = 210, 屏东 = 105, 福州 = 197）	PSS, ISEL, BDI, 健康促进生活方式量表	产妇抑郁发生率分别为: 44%（高雄）, 60%（屏东）和 25%（福州）。预测因素为社会支持、自尊和受教育水平
S. Y. Wang & Chen, 2006	中国台湾	量性研究	83 对产妇 6 周的产妇及其丈夫	BDI（临界值 ≥ 10）, PSS, ISEL, Coopersmith 自尊量表	产后抑郁的发生率为 36.6%。危险因素为压力和社会支持
Xie et al. , 2007	中国大陆	量性研究	370 产后 6 周的产妇	EPDS（临界值 ≥ 13）	产后抑郁发生率为 17.3%。婴儿性别为女是产后抑郁的危险因素

Note. BDI＝Beck Depression Inventory; CESD＝Center for Epidemiologic Studies Depression; EPDS＝Edinburgh Postnatal Depression Scale; grp＝group; HAD＝Hospital Anxiety and Depression; ISEL＝Interpersonal Support Evaluation List; PSS＝Perceived Stress Scale; PSSQ＝Postpartum Social Support; SDQ＝Self-Designed Questionnaire; SSRC＝Social Support Rating Scale.

婴儿的性别是产后抑郁的危险因素。研究显示，婴儿性别为女的产妇更容易发生产后抑郁。在我国传统的观念中，认为男孩才能够将家族传递下去，还有"养儿防老"的说法，因此有些地方就会出现重男轻女的思想，尤其是农村地区（Gao et al.，2009；Kartchner & Callister，2003；D. T. Lee，Yip，Leung，& Chung，2000；Leung，Martinson，et al.，2005；Xie et al.，2007）。但是，也有研究显示，婴儿的性别与产后抑郁不相关，这可能是因为随着社会的发展，尤其是城市地区，重男轻女的思想已经不那么明显，男孩与女孩都一样（Lu & Liu，2011）。产后抑郁的其他影响因素还包括产妇年龄、受教育水平、压力、社会支持以及产前抑郁（Gao et al.，2010；Hung，2004；Leung，Martinson，et al.，2005；Lu & Liu，2011）、收入、孕期与分娩经历、婴儿健康状况、是否接受孕期及产后健康教育以及丈夫的支持（Wan et al.，2009）。研究显示产妇年龄太小也容易发生产后抑郁，这可能是因为产妇生理和心理还不够成熟，不能够适应母亲这个角色，所以更容易出现心理问题。产妇受教育水平越低、压力越大、社会支持不足也更容易发生产后抑郁。孕期与分娩的不良经历、婴儿健康状况较差也容易加重产妇的心理负担，使其产生较强的心理应激，从而容易导致产妇发生产后抑郁。另外，还有一些其他的危险因素例如低自尊（S. Y. Wang, et al.，2003）、睡眠的缺乏（施慎逊等，2007）、焦虑（Huang & Mathers，2001）以及婆媳关系紧张（Gao et al.，2009；Heh et al.，2004；D. T. Lee，Yip，Leung，& Chung，2004；Wan et al.，2009；Wong & Fisher，2009）。产妇需要照顾婴儿而导致睡眠缺乏，会使产妇感到疲惫，从而发生产后抑郁。不融洽的婆媳关系也是产后抑郁的危险因素。因为对照顾婴儿的不同理念和不同生活习惯与观念，再加上产妇在产后的特殊心理，不和谐的婆媳关系会给产妇造成很大的心理压力，导致其发生产后抑郁。

2.6 "坐月子"行为对产妇心理健康的影响

部分研究表明，传统的"坐月子"行为能够促进产妇的心理健康，因为传统的"坐月子"行为使得产妇能够获得足够的社会支持，并且能够好好休息，所以能够降低产妇发生产后抑郁的风险（Cheung，1997；Chien et al.，2006；Holroyd et al.，2004）。但是也有研究显示传统的"坐月子"行为是产后抑郁的危险因素，因为传统的"坐月子"行为有很多禁忌，例如不能出门、不能洗澡和洗头，饮食方面也有很多的限制，产妇觉得"坐月子"使其失去了很多自由，感觉自己被囚禁似的，所以就容易发生产后抑郁（Gao et al.，2010；Leung，Arthur，et al.，2005；Leung，Martinson，et al.，2005；Matthey et al.，2002）。另外也有研究表明"坐月子"行为与产后抑郁不相关（Chu，2005；Heh et al.，2004；Hung，2004）。另外，在 Wan 等人（2009）的研究中发现认为"坐月子"对身体健康的恢复没有帮助的产妇患产后抑郁的概率是其他产妇的 2 倍，这可能是因为产妇觉得没有必要"坐月子"，但迫于社会和家庭的压力，又不得不屈从这些压力，所以更容易发生产后抑郁。有些产妇甚至认为"坐月子"就像"坐牢"，一点自由都没有，不能出门，饮食也不能像平时一样，而且还得遵守很多习俗（Leung，Arthur，et al.，2005；Strand et al.，2009）。当产妇在照顾婴儿方面与老人有不一样的观点时，就容易产生矛盾，造成产妇的心理压力，导致其发生产后抑郁（Leung，Arthur，et al.，2005）。产妇情绪的改变也很常见（Ko，Yang，& Chiang，2008；Gao et al.，2009；S. Y. Wang & Chen，2006；Wong & Fisher，2009）。也有研究报道产妇可能出现焦虑、睡眠障碍、对婴儿的矛盾心理和自杀的想法（Chan et al.，2002；C. H. Chen et al.，2006；Heh et al.，2004）。Wong 和 Fisher（2009）通过对多篇"坐月子"和产后抑郁相关的文献进行系统综述后认为"坐月子"行为能够降低产后抑郁的风险这一结论尚缺乏一致的证据，因此关于"坐月子"和产后抑郁的相关性还有待进一步研究。

2.7 总结

"坐月子"是中国文化中的一种传统习俗（Chien et al.，2006；Holroyd et al.，2004；Wang et al.，2006）。产妇在分娩完后一个月内都会遵守一系列的传统行为，俗称"坐月子"。"坐月子"被认为可以恢复产妇身体的阴阳平衡，促进其恢复健康。传统的"坐月子"行为主要包括母亲角色、活动限制以及特定的饮食这三部分（Holroyd et al.，2011；Wang et al.，2008；Leung，Arthur，et al.，2005）。目前关于我国大陆地区产妇对传统"坐月子"行为依从性的量性研究还很缺乏（Wang et al.，2008；Liu et al.，2006）。对产妇的生理健康状况的研究较少，在产褥期内传统的"坐月子"行为是否会影响产妇的生理健康也尚不明确。产后抑郁是我国产妇常见的精神问题，但是传统"坐月子"行为对产后抑郁的影响尚不清楚，还有待进一步研究（Chien et al.，2006；Lu & Liu，2011，Wan et al.，2009；Xie et al.，Wong & Fisher，2009）。

社会控制理论认为，社会通过保持人们与主流社会规范的一致性来规范人类行为，这是通过社会控制的差异性的行为来实现的（Coreil et al.，2001）。虽然一些可接受的行为有一定程度的变异，但过多的偏差不利于群体的稳定与和谐。社会通过各种形式如法律和宗教机构来控制越轨行为。疾病被视为一种差异性的行为，它代表着对社会的威胁。当人们生病时，他们不能正常工作，其通常的角色责任可能被忽视（Coreil et al.，2001）。根据中医理论，人的身体要保持健康的状态就需要保持身体的阴阳平衡，如果体内的阴阳平衡被打破，那身体就处于疾病的状态。在中国文化中，分娩被认为是一种疾病，因为分娩的过程打破了体内的阴阳平衡。与所有社会角色一样，疾病角色也有被社会认可的权利和义务。在中国，产妇分娩后有一个月的时间休息，在这一个月内，产妇不需要履行之前的责任和义务，例如做家务、工作和照顾宝宝，只需要卧床休息，尽量较少运动。在每个社会中，人们都经历着出生、青春期、婚姻和/或生殖和死亡的生命周期。饮食习惯在生命的各个阶段都有所不同，象征性地强化了这些重要的社会界限（Coreil et al., 2001）。在中国文化中，产妇在"坐月子"期间的饮食是有限制的，产妇经常食用一些特殊的食物，尤其是鸡汤和鱼汤。根据社会控制理论，标记为疾病最初是为了使一个不正常的群体受益，但是这有一个混合的影响（Coreil et al., 2001）。在中国文化中，当生育被贴上疾病的标签时，该标签会带来特权，包括工作和家务的释放。然而，产妇也有一些限制，比如避免洗澡、外出、吃冷食。这些行为的限制对中国妇女产后的影响是复杂的（Wong & Fisher, 2009）。

　　本书的研究运用社会控制理论作为理论指导，评价"坐月子"这一社会习俗对产妇生理和心理健康的影响。

第3章 研究方法

本章将介绍本书的研究方法，包括研究设计、样本、措施、程序、数据分析、伦理考量和对研究对象的保护。

本书旨在研究产妇产后 3 天和产后 6 周的生理健康（有氧耐受力、下肢肌肉力量和生理症状）以及产后抑郁状况。另外，本书也探讨产妇对传统"坐月子"行为的依从性以及对产妇健康的影响。因此，本书的研究问题具体为以下几方面：

1. 产妇产后 3 天和产后 6 周生理健康状况如何以及是否有差异？

子问题如下：

（1）产妇在产后 3 天和产后 6 周时 6 分钟步行距离有多远？产后 3 天和产后 6 周是否有差异？

（2）产妇在产后 3 天和产后 6 周时 30 秒坐立实验可以做多少个？产后 3 天和产后 6 周是否有差异？

（3）产妇在产后 3 天和产后 6 周时 SF36 量表中生理健康子量表的得分是多少？产妇在产后 3 天和产后 6 周是否有差异？

（4）产妇在产后 3 天和产后 6 周时身体症状及严重程度是否有差异？

（5）产妇在产后 3 天和 6 周时 6 分钟步行测试、30 秒坐立实验、SF36 v2 生理健康量表以及生理症状量表的相关性如何？

2. 产妇在产后 3 天和产后 6 周心理健康状况如何？产后 3 天和产后 6

周是否有差异性?

子问题如下:

(1) 在产后 3 天和 6 周, 通过爱丁堡产后抑郁量表测量出的产妇产后抑郁状况水平如何? 产后 3 天和产后 6 周是否有差异性?

(2) 在产后 3 天和 6 周, 通过中国人健康问卷测量出的产妇心理健康状况如何?

(3) 在产后 3 天和产后 6 周爱丁堡产后抑郁量表的得分和中国人健康问卷得分是否有相关性?

3. 产妇对传统 "坐月子" 行为依从性如何?

4. 产妇对传统 "坐月子" 行为的依从性和产妇生理健康和心理健康的相关性如何?

3.1 研究设计

本研究采用描述重复性研究设计, 主要描述中国大陆产妇产后 3 天和 6 周的生理和心理健康状况。

3.2 样本

在中国中部的一个大型城市的妇产科医院 (每年约 6000 名孕妇在此分娩) 产后科室进行方便抽样。研究人员从护理人员那里获得符合样本纳入标准的姓名, 并获得研究对象的知情同意。

纳入标准为: 母亲年龄超过 20 岁; 目前已婚; 无产前并发症; 足月分娩; 婴儿出生体重超过 2500 克, 分娩后 1 分钟的 Apgar 评分不少于 7 分, 而且没有婴儿并发症。排除标准是: 双胞胎或多胎妊娠、早产、异常婴儿、婴儿被送入重症监护病房或已死亡的母亲。

3.3 样本大小

效能分析是计算样本量最有效的方法（Cohen, 1988）。通过效能分析，显著性水平、检验水准和人口效应值大小可以用来确定样本量（Cohen, 1988）。显著性水平是拒绝真假设（Ⅰ型错误）的可能性，护理研究的显著性水平通常设定在 0.05 或 0.01（Burns & Grove, 2005）。本研究的显著性水平为 0.05。检验效能是统计方法能发现存在的显著差异的概率，理想的检验效能水平是 0.8（Burns & Grove, 2005）。Cohen（1998）将效应大小定义为"现象在人群中存在的程度"。Chien 等（2006）研究了"坐月子"与产后躯体症状严重程度以及产后抑郁的关系，发现"坐月子"与躯体症状严重程度的相关系数约为 0.25。运用效能分析，显著性水平设定为 0.05，检验水准为 0.8，效应值为 0.2，本研究的样本量应为 191 位产妇，考虑到 15% 的样本丢失率，因此本研究共纳入 235 名产妇。

3.4 研究工具

3.4.1 生理健康

本书采用 6 分钟步行测试来评估产妇的有氧耐力（Rikli & Jones, 2001）。6 分钟步行测试需要被测试者在 6 分钟内连续行走，走到尽可能远的距离。为了确保被测试者的安全，选择一个水平的、不光滑的、光线充足的步行区域，而且保证步行区域无障碍物。请研究对象站在起步线上，手握 Kesson 距离测量轮，研究对象一旦开始行走，调查员立即启动计时器。Keeson 距离测量轮能够记录研究对象在 6 分钟内行走的距离（米）。6 分钟试验结束时，提前 15 秒告知研究对象测试即将结束，听到停止后请原地站住。调查员记录下 Keeson 距离测量轮屏幕上的 6 分钟研究对象行走的距离。在行走过程中，如果研究对象出现胸痛、心慌、出汗等任何不适，测试立刻终止。6 分钟步行测试的重测信度是 0.94（Rikli & Jones，1999）。

采用 30 秒坐站测试评估产妇的下肢肌肉力量（Rikli & Jones，2001）。通过计算 30 秒内一个人从完全坐下到完全站好，并不使用手臂帮助回到坐姿的次数来评估产妇的下肢肌肉力量。研究开始前，调查员选取一把无扶手的椅子，确保该椅子的安全性能，并且给研究对象示范如何坐下和起来。研究对象掌握正确的方法后，调查员开始计时，30 秒内计算研究对象坐下和起来的次数。如果研究对象在测试过程中有任何不适，该测试立即终止。该测试具有良好的标联效度和结构效度（Jones，Rikli，& Beam，1999）。该测试的重测信度为 0.89（Rikli & Jones，1999）。

本书采用中文版的 SF36v2 版本评估产妇的生理健康（Ware et al.，2007）。该量表评价与健康相关的生命质量，包括生理健康和心理健康 2 大类。其中生理健康主要包括生理功能(PF)(10 项)、生理职能(RP)(4 项)、身体疼痛(BP)(2 项)和一般健康(GH)(5 项)4 个子量表。心理健康包括活力、社会功能、情感职能和精神健康 4 个子量表。该量表使用的是李克特量表的选项标准。每个子量表的得分范围都是从 0 到 100。分数越高表明健康状况越好，分数越低表明健康状况越差。本研究选用了评价生理健康的 4 个子量表，4 个子量表的 Cronbach's alphas 系数范围从 0.83（GH）到 0.95（RP）（Ware et al.，2007）。在本研究中，除一般健康的子量表在产后 3 天和产后 6 周的 Cronbach's alpha 系数分别为 0.58 和 0.59 外，其他 3 个子量表产后 3 天和 6 周的 Cronbach's alpha 系数都为 0.7~0.89。

本书采用躯体症状严重问卷评价产妇产后躯体症状及其严重程度（Chien et al，2006）。该量表一共包括 18 个条目，涉及伤口疼痛、睡眠问题、便秘、痔疮、头痛、腰酸背疼等产后常见症状。其中 16 个项目的评分等级从"无"（0）到"严重"（3），另外两个项目"足部静脉曲张"和"抵抗力差易感冒"从"否"（0）到"是"（3）打分，总分为0~54。此外，研究者通过查阅文献发现产后疲劳也是产妇的常见症状，因此，在一般人口学问卷中添加了"产后是否感觉疲劳"的条目。

3.4.2 心理健康

本书采用中文版的爱丁堡产后抑郁量表（EPDS）评价产妇的心理健康状况（Cox, Holden & Sagovsky, 1987; Lee et al., 1998）。爱丁堡产后抑郁量表共包含10个条目，主要涉及心境、乐趣、自责、焦虑、恐惧、失眠、能力、悲伤、哭泣和自伤等情绪，评价过去7天内抑郁症状的强度。项目得分分为"是的，大部分时间"（3）、"经常"（2）、"偶尔"（1）和"从不"（0）；条目1、2、4正向计分，剩余条目负向计分。总分数从0到30不等。第10个条目评估研究对象是否有自杀的想法。得分为10表示可能存在抑郁，得分大于13表示具有不同严重程度的抑郁症状。该量表的Cronbach's alpha值为0.87（Cox et al., 1987）。该量表的临界值为10分时，敏感度系数和特异性系数分别为0.82和0.86（Lee et al., 1998）。在本研究中，该量表的Cronbach's alphas系数在产后3天为0.75，产后6周为0.86，证明该量表在本研究中的信度较好。

中国人健康调查问卷（CHQ）是一种用于识别非精神疾病的精神障碍的自我筛查工具（T. A. Cheng & Williams, 1986）。该量表是一种在特定文化背景下反应受试者痛苦情况的调查问卷，包括焦虑、抑郁、睡眠障碍和躯体症状、躯体忧虑和人际困难，共12个条目（T. A. Cheng & Williams, 1986; T. A. Cheng, 1985）。该工具广泛适用于社区人群，在产妇中使用较少。每一条目的选项都是从"完全不"（1）到"大部分时间"（4）。其中两个条目的计分为反向计分，为"大部分时间"=1分，"完全不"=4分。量表的总分为各个子条目得分的总和。条目得分为1分和2分的重新计算为0分，得分为3分和4分的重新计算为1分，因此该量表的总分为0~12。确定精神障碍的临界分数是≥3。该临界值的敏感度系数和特异性系数分别为 91.9% 和 66.7%。在不同的研究中 Cronbach's alpha 值为 0.67~0.84（Hung，2005，2007；Hung et al.，2011；Hung et al.，2010）。但是在本研究中产后3天和产后6周的 Cronbach's alphas 系数较低，分别是 0.35 和 0.56。

3.4.3 坐月子行为依从性量表

"坐月子"行为依从性量表是由我国台湾地区学者编制的用于评价产妇对传统"坐月子"行为依从性的中文量表（Chien et al.，2006）。该量表包括27个条目，主要涉及中国传统的"坐月子"行为，包括"坐月子"期间不发生性生活、不去寺庙、不喝冷饮及不进食冰品、尽量避免出门、不洗澡、不洗头、尽量躺着、不碰冷水、不吹风和避免掉眼泪、不吃有毒性的食物、不吃坚硬的食物、不从事费眼力的活动等。每个条目采用李克特5分量表的选项标准。每个条目的评分从"从不"（0）到"总是"（4），总分在0~108。总分数越低，表明对传统"坐月子"行为的依从性越低。该量表的内容效度系数为 0.95，Cronbach's alpha 值为 0.86（Chien et al.，2006）。在目前的研究中，Cronbach's alpha 值是 0.76，信度较好。

3.4.4 一般人口学问卷

研究者采用自行设计的一般人口学问卷，主要包括年龄、民族、受教育程度、就业状况、既往健康行为、孕次、产次、分娩方式、婴儿信息、母乳喂养情况、家庭收入、"坐月子"场所和"坐月子"期间照顾者等。既往健康行为主要包括产妇是否吸烟和饮酒。婴儿信息主要包括婴儿性别、分娩时的孕周和婴儿体重。

3.5 研究过程

研究人员在获得研究者所在学校和研究对象所属医院的伦理委员会同意后，进入产科病房，通过查阅相关病历，找到符合纳入标准的研究对象。研究人员向符合标准的研究对象介绍本研究的目的、意义、研究过程以及研究对象需要填写的问卷和测试的项目，同时告知研究对象参与本研究是匿名和自愿的，可以随时退出研究，参与本研究不会对其产生任何危害。在获取研究对象的知情同意后，收集其产后3天相关问卷和进行6分钟步行测试和30秒坐站测试，在产妇产后6周到医院复查前电话提醒其按时进行复查并约好时间和地点对产妇进行6分钟步行距离测试、30秒坐站测试和关于产妇生理和心理健康以及"坐月子"依从性量表的填写。在6分钟步行距离测试和30秒坐站测试中，研究者陪同研究对象以确保其安全。如果参与者感到疼痛或不能走得更远，则测试停止。"坐月子"行为依从性量表只在产后6周时进行填写。

3.6 数据分析

1. 采用描述性统计方法，对一般人口学问卷、产后3天和6周的6分钟步行测试、30秒坐站测试得分、SF 36得分、躯体症状严重程度得分、EPDS得分、中国人健康问卷得分以及行为依从性得分进行统计分析。采用配对 t 检验，以6分钟步行距离测验、30秒坐站测试、SF 36、躯体症状严重程度为指标，评价产妇在产后3天和产后6周的生理健康状况是否存在显著差异。

2. 采用配对 t 检验，以EPDS和CHQ得分为指标，评价产妇在产后3天和6周的产后心理健康状况是否有显著差异。

3. 运用Pearson's相关系数评价产妇在产后3天和产后6周的EPDS

得分和 CHQ 得分是否相关。

4. "坐月子"行为依从性与通过 6 分钟步行测试、坐站测试和 SF36 评价的生理健康和通过 EPDS 和 CHQ 评价的心理健康具有相关性。这一研究假设运用 Pearson's 相关进行检验。

3.7 伦理考量及对研究对象的保护

本书的研究获得了武汉大学伦理委员会和开展该研究医院的伦理委员会同意。所有的问卷和量表都是在获取研究对象签署知情同意后分发的。所有研究对象都需要签署知情同意书，一式两份，研究者和研究对象各一份。研究者告知研究对象遵循自愿参与的原则，而且可以在任何时候退出该研究。为了保证患者的隐私，调查问卷和量表上没有研究对象的名字，调查人员只使用代码来识别完成的问卷。所有填写完毕的问卷都是保密的，只由研究者和研究者的导师进行检查，并放置在一个锁着的柜子里，以保证安全保管。识别代码另外存储在一个单独的柜子中。此次收集到的数据仅用于本研究，将在研究完成后销毁，并公布所有结果。在整个研究过程中，严格遵守研究的伦理原则。

第4章 研究结果

本书旨在研究产妇产后 3 天和产后 6 周生理健康（有氧耐受力、下肢肌肉力量和生理症状）及产后抑郁状况。另外，本书也探讨产妇对传统"坐月子"行为的依从性以及对产妇健康的影响。

本章将呈现研究样本的人口和围产期特征、产妇身体和心理健康以及对传统"坐月子"行为依从性的结果。为回答研究问题，本研究采用描述性统计（均值、偏差、范围）、配对 t 检验和 Pearson 相关等统计分析方法。

4.1 研究样本

在 2010 年 8 月至 2011 年 1 月间，笔者在中国中部的一个大型城市的妇产科医院（每年约 6000 名孕妇在此分娩）收集研究数据。在医院的产科病房，共收集到了 235 名符合纳入标准的研究对象。在产后 6 周时，有 37 名研究对象未按规定时间返回医院进行妇科检查，本研究的第二次数据采集是在产后六周，因此该 37 名研究对象未完成数据的第二次收集，样本的流失率为 15.7%。因此，本研究最终纳入了 198 名产妇。完成研究的 198 名产妇与未完成研究的 37 名产妇在人口学特征上无明显的统计学差异。

4.2 人口学和围产期特征

在 198 名研究对象中，97% 为汉族，3% 为少数民族。产妇平均年龄为 27.7±2.7 岁。产妇的受教育水平普遍较高，53% 的产妇的受教育程度都在大专或者本科以上。大部分产妇为初产妇（93.4%），剖宫产率为 65.7%。大多数女性不抽烟和不喝酒（95%）。纯母乳喂养 27.3%，混合喂养 47.5%，母乳喂养加水 6.6%，人工喂养 18.7%。28.3% 的家庭雇佣保姆（月嫂）在"坐月子"期间照顾产妇和婴儿。婴儿出生的平均孕周为 39.0±0.95，出生体重从 2610 g 到 5150g 不等。51% 为男性婴儿。具体结果见表 4.1。

表 4.1　　　　　　　　产妇人口学和围产期特征（$N = 198$）

变　　量	人数（n）	占比（%）
受教育水平		
初中	33	16.7
高中	60	30.3
大专或本科	96	48.5
硕士	8	4.0
博士	1	0.5
职业		
家庭主妇	58	29.3
兼职工作	8	4.0
全职工作	123	62.1
学生	1	0.5
其他	8	4.0

续表

变　　量	人数（n）	占比（%）
家庭月收入（元）		
1~2999	20	10.1
3000~4999	33	16.7
5000~9999	113	57.1
大于或等于10000	32	16.2
母乳喂养		
是	161	81.3
否	37	18.7
母乳喂养类型		
纯母乳喂养	54	27.3
母乳喂养+水	13	6.6
混合喂养	94	47.5
"坐月子"地点		
婆婆家	36	18.2
母亲家	19	9.6
自己家	142	71.7
其他	1	0.5
"坐月子"期间的健康照顾提供者*		
婆婆	123	62.1
母亲	115	58.1
丈夫	171	86.4
保姆	56	28.3
照顾提供者帮忙照顾宝宝	183	92.4

* 一些女性有多个健康照顾提供者。

4.3 研究问题的结果

1. 产妇产后 3 天和产后 6 周生理健康状况如何以及是否有差异？

子问题如下：

（1）产妇在产后 3 天和产后 6 周时 6 分钟步行距离有多远？产后 3 天和产后 6 周是否有差异？

（2）产妇在产后 3 天和产后 6 周时 30 秒坐立实验可以做多少个？产后 3 天和产后 6 周是否有差异？

（3）产妇在产后 3 天和产后 6 周时 SF36 量表中生理健康子量表的得分是多少？产妇在产后 3 天和产后 6 周是否有差异？

（4）产妇在产后 3 天和产后 6 周时身体症状及严重程度是否有差异？

（5）产妇在产后 3 天和产后 6 周时 6 分钟步行测试、30 秒坐立实验、SF36 v2 生理健康量表以及躯体症状量表的相关性如何？

针对研究问题，采用相应的数据分析方法，分析出了 6 分钟步行测试、坐站测试、SF36 v2 生理健康和生理症状及严重程度的结果（表4.2）。产后 3 天 6 分钟步行平均距离为 99.2±47.8 米，产后 6 周明显提高，为 367.6±54.5 米。产后 3 天 30 秒坐站测试为 6.2±4.0，产后 6 周为 15.4±4.1。

通过表 4.2，可以得出与产后 3 天相比，通过 6 分钟步行距离测量的有氧耐力以及通过坐站测试测量的下肢肌力在产后 6 周时都得到了显著提高（$p<0.001$）。

研究结果显示 SF36v2 测量的在生理功能和身体疼痛方面的得分也有显著提高（$p<0.001$）。但是生理职能和一般健康的得分随着时间的推移却显著地降低（下降）（$p<0.001$）。躯体症状的平均得分和躯体症状的总数量也随着时间的推移呈显著性降低（$p<0.001$）（见表 4.2）。产妇的

表 4.2 产妇在产后 3 天和 6 周的生理健康情况（N=198）

变量	3 天 M	SD	Range	6 周 M	SD	Range	t	p
6 分钟步行距离（米）	99.2	47.8	10~240	367.6	54.5	180~460	−76.0	<0.001
30 秒坐站测试	6.2	4.0	0~22	15.4	4.1	3~24	−37.2	<0.001
SF36v2 量表								
生理功能	43.0	20.7	0~100	93.2	9.3	0~100	−32.7	<0.001
生理职能	37.9	27.1	0~100	28.4	16.7	0~75	4.6	<0.001
身体疼痛	47.8	23.8	0~100	67.2	22.3	22~100	−8.3	<0.001
一般健康	74.5	15.7	25~100	64.1	14.1	25~97	8.1	<0.001
躯体症状严重程度	5.2	3.0	0~14	3.4	2.6	0~16	7.4	<0.001
躯体症状数量	3.8	2.1	0~9	2.8	2.0	0~10	5.8	<0.001

躯体症状的频率和严重程度的结果见表 4.3。在产后 3 天产妇最常见的躯体症状为剖腹产伤口或会阴缝合处疼痛、睡眠不好、便秘和痔疮。而在产后 6 周最常见的躯体症状为腰酸背痛、睡眠不好、便秘和双手麻木。产妇疲劳的发生率也从产后 3 天的 72.7%（144）下降到产后 6 周的 29.8%（59）。

6 分钟步行测试、30 秒坐站测试、SF36v2 的得分和躯体症状的严重程度之间的相关性的研究结果见表 4.4。研究结果显示产后 3 天和产后 6 周 6 分钟步行测试和 30 秒坐站测试呈显著性相关（$p<0.01$）。产后 3 天生理功能和生理职能与 6 分钟步行测试、30 秒坐站测试和躯体症状严重程度都呈显著性相关（$p<0.05$）。

在产后 6 周，生理功能、身体疼痛和一般健康与 6 分钟步行和 30 秒坐站测试有显著性的相关（r 值从 0.31 到 0.37，$p<0.01$）。而且 SF36 v2 的所有量表都与躯体症状的严重程度有显著的相关性（$p<0.05$）。在产后 3 天和 6 周，躯体症状的严重程度与 6 分钟步行测试和坐站测试都有显著性相关（$p<0.01$）。

2. 产妇在产后 3 天和产后 6 周心理健康状况如何？产后 3 天和产后 6 周是否有差异性？

子问题如下：

（1）在产后 3 天和产后 6 周，通过爱丁堡产后抑郁量表测量出的产妇产后抑郁状况水平如何？产后 3 天和产后 6 周是否有差异性？

（2）在产后 3 天和产后 6 周，通过中国人健康问卷测量出的产妇心理健康状况如何？

（3）在产后 3 天和产后 6 周爱丁堡产后抑郁量表的得分和中国人健康问卷得分是否有相关性？

针对此研究问题，运用描述性统计分析、t 检验和相关性分析得出的产妇心理健康结果见表 4.5。

表 4.3　产妇躯体症状的频率和严重程度（N=198）

症状	产后 3 天			产后 6 周		
	频数	频率（%）	均值（SD）	频数	频率（%）	均值（SD）
剖腹产伤口或会阴缝合处疼痛	153	77.2	1.41（0.97）	31	15.6	0.18（0.46）
睡眠不好	134	67.7	1.01（0.84）	113	57.0	0.73（0.74）
便秘	105	53.0	0.54（0.52）	74	37.4	0.39（0.52）
痔疮	70	35.4	0.36（0.50）	25	12.6	0.14（0.39）
双手麻木	61	30.8	0.40（0.66）	62	31.3	0.34（0.55）
双脚麻木	58	29.3	0.36（0.60）	42	21.2	0.25（0.52）
腰酸背痛	54	27.3	0.28（0.47）	117	59.1	0.70（0.68）
头痛	45	22.7	0.26（0.52）	21	10.6	0.11（0.31）
头晕目眩	15	7.6	0.09（0.33）	7	3.0	0.04（0.24）
关节疼痛	11	5.6	0.06（0.23）	25	12.6	0.15（0.42）

续表

症状	产后 3 天			产后 6 周		
	频数	频率（%）	均值（SD）	频数	频率（%）	均值（SD）
抵抗力差易感冒	11	5.6	0.17（0.69）	12	6.1	0.18（0.72）
足部静脉曲张	10	5.1	0.15（0.66）	1	0.5	0.02（0.21）
渗尿、漏尿	10	5.1	0.05（0.22）	5	2.5	0.03（0.16）
手/脚冰凉	6	3.0	0.03（0.17）	4	2.0	0.03（0.25）
阴道分泌物过多	3	1.5	0.02（0.12）	9	4.5	0.06（0.27）
阴道不正常出血	3	1.5	0.02（0.12）	7	3.5	0.05（0.30）
阴道感染	1	0.5	0.01（0.07）	4	2.0	0.03 0（.25）

52 | 第 4 章 研 究 结 果

表4.4　6分钟步行测试、30秒坐站测试、SF36v2以及躯体症状严重程度之间的相关性

变量	1	2	3	4	5	6	7	8	9	10	11	12	13	14
1. 6分钟步行测试（产后3天）	1													
2. CST（产后3天）	0.76**	1												
3. 6分钟步行测试（产后6周）	0.53**	0.5**	1											
4. CST（产后6周）	0.6**	0.63**	0.78**	1										
5. PF（产后3天）	0.28**	0.30**	0.23**	0.2**	1									
6. RP（产后3天）	0.15*	0.2**	0.06	0.08	0.24**	1								
7. BP（产后3天）	-0.04	0.02	-0.05	-0.07	0.09	0.19**	1							

续表

变量	1	2	3	4	5	6	7	8	9	10	11	12	13	14
8. GH (产后3天)	0.09	0.07	0.01	0.06	0.2**	0.19**	0.1	1						
9. PF (产后6周)	0.26**	0.26**	0.32**	0.34**	0.12	0.04	0.11	0.01	1					
10. RP (产后6周)	0.16*	0.20**	0.06	0.12	0.21**	0.18*	0.06	0.1	0.21**	1				
11. BP (产后6周)	0.21**	0.22**	0.31**	0.36**	0.22**	0.13	-0.01	0.12	0.27**	0.16*	1			
12. GH (产后6周)	0.22**	0.18**	0.31**	0.37**	0.05	0.1	0.06	0.25**	0.29**	0.19*	0.31**	1		
13. SPS (产后3天)	-0.22**	-0.25**	-0.24**	-0.17*	-0.21**	-0.19**	-0.04	-0.10	-0.07	-0.17*	-0.24**	-0.13	1	
14. SPS (产后6周)	-0.22**	-0.15**	-0.27**	-0.24**	-0.20**	-0.22**	0.06	-0.19**	-0.17*	-0.14*	-0.42**	-0.21**	0.3**	1

备注：BP＝身体疼痛；CST＝30秒坐站测试；GH＝一般健康；PF＝生理功能；RP＝生理职能；SPS＝躯体症状严重程度；* 表示 $p < 0.05$；** 表示 $p < 0.01$。

从表4.5中可以看出产妇在产后3天产后抑郁水平较低（*M*=5.46）。但是产后抑郁发生率随着时间的推移呈显著性增加，平均水平为9.17+4.42（*p*<0.001）。31名产妇（15.6%）在产后3天，95名产妇（48%）在产后6周的得分大于10分，这表明这些产妇存在产后抑郁症状。而且研究还发现其中有44名产妇（20.7%）得分大于13，这表明她们存在重度抑郁症状。在产后6周，1.5%的产妇存在伤害自己的想法。通过CHQ测量的心理健康状况随着时间的推移显著降低（*p*<0.05）。在产后3天有140名女性（70.71%）和产后6周有141名女性（71.21%）存在非精神疾病的精神障碍（界限分数为大于等于3分）。研究还发现在产后3天，EPDS得分和CHQ得分无显著相关。但是在产后6周，EPDS和CHQ之间有显著相关（*r*=0.58，*p*<0.001）。

表4.5 **产后3天及6周产妇的心理健康状况**（*N*=198）

变量	3天			6周			*t*	*p*
	M	SD	Range	*M*	SD	Range		
EPDS	5.46	3.69	0~19	9.17	4.42	0~22	-10.33	<0.001
CHQ	3.33	1.48	0~8	3.72	1.74	0~9	-2.86	0.005

备注：EPDS=爱丁堡产后抑郁量表；CHQ=中国人健康问卷

3. 产妇在产后6周对传统"坐月子"行为依从性如何？

针对该研究问题，运用描述性统计分析方法得出的结果为：产妇对传统"坐月子"行为依从性的平均分为69.6（SD=10.5，*R*=31~99），依从性较高。表4.6列出了产妇对传统"坐月子"行为具体的得分及百分比。从表4.6中可以看出传统"坐月子"行为依从性高的条目分别为"坐月子"期间不发生性生活、不去寺庙、不喝冷饮及不进食冰品、不吃凉拌食物、非必要不出门、避免吃凉性的食物、避免吃辛辣燥热的食物、避免接触冷水。对传统"坐月子"行为依从性低的条目分别为产后喝杜仲汤、食物中不加盐、不喝白开水、需要碰水时使用烧开过的水。从表中可以看出超过 50% 的产妇都会在"坐月子"期间洗头和洗澡，只是洗澡的频率比以往要低些。

表 4.6　　　产妇对传统"坐月子"行为的依从性（ $N=198$ ）

传统"坐月子"行为	大部分时间 /总是（%）	有时（%）	从不/ 很少（%）	M（SD） Item
"坐月子"期间不发生性生活	99.5	0	0.5	3.92（0.32）
不去寺庙	98	1.5	0.5	3.80（0.47）
不喝冷饮及不进食冰品	94.9	0.5	4.5	3.73（0.76）
不吃凉拌食物	94.5	1	4.5	3.62（0.85）
非必要不出门	89.4	5.1	5.5	3.47（0.9）
避免吃凉性的食物	87.9	5.6	6.5	3.29（0.95）
避免吃辛辣燥热的食物	82.9	9.1	8.1	3.20（0.99）
避免接触冷水	82.4	6.1	11.7	3.31（1.16）
不吃坚硬食物	77.8	9.6	12.7	2.98（1.11）
若非得出门，衣服要包得严实	75.8	15.2	9.1	3.00（1.01）
避免掉眼泪	71.2	16.2	12.6	2.76（0.99）
避免吹风	70.7	15.7	13.6	2.79（1）
喝鸡汤	67.7	14.1	18.2	2.64（1.02）
避免蹲着	61.1	23.7	15.1	2.61（1.01）
不吃有毒性的食物	60.1	20.7	19.2	2.49（1.02）
只有家人和近亲才能进入月子房	56.6	13.6	29.8	2.41（1.43）
避免提重物	56.1	31.8	12.1	2.6（0.98）
不从事费眼力的活动	50.5	26.8	22.8	2.33（1.06）
不洗澡	47.4	24.7	27.8	2.33（1.31）
不洗头	46.4	24.7	28.8	2.30（1.31）
尽量躺着	40.4	31.8	27.8	2.2（1.11）

续表

传统"坐月子"行为	大部分时间/总是（%）	有时（%）	从不/很少（%）	M（SD）Item
避免站着	38.9	33.8	27.3	2.18（1.07）
吃猪腰、猪肝、猪心等内脏	36.4	25.8	37.9	1.97（1.05）
需要碰水时，使用烧开过的水	33.3	10.1	56.5	1.51（1.4）
不喝白开水	20.7	7.6	71.7	1.14（1.32）
食物中不加盐	11.6	4.5	83.8	0.71（1.13）
喝杜仲汤	4.5	2.5	93	0.28（0.81）

4. 产妇对传统"坐月子"行为的依从性和产妇生理健康和心理健康的相关性如何？

针对该研究问题，运用 Pearson 相关分析得出，6 分钟步行测试距离与传统"坐月子"行为的依从性呈显著性的负相关（$r = -0.163$, $p < 0.05$）。产后抑郁与"坐月子"行为的依从性呈显著性的正相关（$r = 0.137$, $p < 0.05$）。在产后 6 周传统"坐月子"行为的依从性与 30 秒坐站测试得分、SF-36v2 得分、躯体症状严重性得分以及 CHQ 得分无显著性相关。

4.4 其他发现

由于剖腹产的产妇存在与手术有关的其他健康问题可能会影响健康，因此进行了相应的统计分析，以探索自然分娩的女性与剖腹产的女性在健康方面的结果是否有差异。为了探讨这两种分娩方式对女性生理和心理健康的影响，本研究采用了独立样本 t 检验进行分析。研究结果发现在 6 分钟步行距离测验、30 秒坐站测试、生理功能和躯体症状严重程度上，自然分娩的产妇得分比剖腹产的产妇要高（见表 4.7）。此外，在产后 3

天，自然分娩的产妇在躯体症状数量方面要少于剖腹产的产妇，并呈显著性差异。同样在产后 6 周，自然分娩的产妇在身体疼痛方面的得分也显著高于剖腹产的产妇（$p<0.05$）。

表 4.7　　　　　　　不同分娩方式的产妇生理健康的差异性

变量	自然分娩		剖腹产		t	p
	M	SD	M	SD		
产后 3 天						
6 分钟步行测试	120.29	47.57	88.16	44.31	4.72	<0.001
坐站测试	8.82	3.88	4.86	3.30	7.18	<0.001
生理功能	53.31	20.10	37.62	18.91	5.43	<0.001
生理职能	43.38	30.31	35.05	24.82	1.95	0.05
身体疼痛	47.59	25.08	47.86	23.18	−0.08	0.94
一般健康	75.01	15.54	74.25	15.78	0.32	0.75
躯体症状严重程度	3.97	3.11	5.85	2.73	−4.39	<0.001
躯体症状数量	3.23	2.31	4.08	1.85	−2.61	0.01
产后 6 周						
6 分钟步行测试	392.07	41.91	354.76	55.98	5.28	<0.001
坐站测试	17.76	3.43	14.11	3.82	6.80	<0.001
生理功能	95.15	4.96	92.19	10.76	2.64	0.009
生理职能	30.51	13.68	27.30	18.03	1.40	0.164
身体疼痛	73.75	22.94	63.73	21.28	3.06	0.003
一般健康	65.59	12.90	63.28	14.63	1.10	0.27
躯体症状严重程度	2.79	2.29	3.76	2.75	−2.49	0.01
躯体症状数量	2.48	1.90	3.0	2.03	−1.73	0.09

本研究发现，自然分娩的产妇与剖腹产的产妇在 EPDS 和 CHQ 得分上没有明显的统计学差异，这也说明分娩方式对产妇的心理健康状况没有影响。另外本研究还发现婴儿的性别不影响产妇的产后抑郁得分。

第5章 研究假设及讨论

本书的研究目的是描述产妇产后3天和产后6周的生理健康状况（有氧耐受力、下肢肌力、产妇健康自评以及产后症状）、心理健康状况以及对传统"坐月子"行为的依从性。

研究假设如下：

1. 产妇在产后3天和产后6周的生理健康状况会有统计学差异。

2. 产妇在产后3天和产后6周的心理健康状况会有统计学差异。

3. 对传统"坐月子"行为的依从性会影响产妇产后的生理和心理健康状况。

本章主要针对研究结果讨论研究假设，主要包括产妇生理健康状况、心理健康状况、"坐月子"行为的依从性以及"坐月子"行为依从性对产妇生理和心理健康的影响。研究限制和对今后研究和实践的建议也在本章末尾进行讨论。

5.1 研究假设1

假设1：产妇在产后3天和产后6周的生理健康状况会有统计学差异。

5.1.1 有氧耐受力和下肢肌力

研究结果显示虽然产妇的有氧耐受力在产后 3 天和产后 6 周随着时间的增加有所提高，但是整体水平并不理想。与其他研究相比，产妇在产后 6 周的有氧耐受力的水平比 70~90 岁的中国和美国妇女平均水平还低（Rikli & Jones，1999；Tsang，2005）。另外，产妇产后 3 天下肢肌力相当于我国 90 岁女性和美国 85 岁女性的平均水平，下肢肌力水平非常不理想（Macfarlane，Chou，Cheng，& Chi，2006；Rikli & Jones，2001）。在产后 6 周，产妇的下肢肌力虽然有所提高，但是肌力水平还是相当于 60 岁的中国和美国女性平均水平。因此，在产后一个月的活动受限后，虽然在随后 2 周产妇可以适当地活动，但其有氧耐受力和下肢肌力水平还是很低。研究显示采用不同分娩方式的产妇的有氧耐受力和下肢肌力有明显的统计学差异，但是两组的分数都等同于老年人的平均得分（Rikli & Jones，2001）。产妇在产后 3 天和产后 6 周有氧耐受力和下肢肌力水平下降是因为活动受限通常会引起心血管和骨骼肌肉系统功能下降，产妇在"坐月子"期间缺乏活动，导致其产后 6 周有氧耐受力和下肢肌力还没有完全恢复（Maloni & Schneider，2002；Maloni，2010）。人体长期不运动特别是长时间卧床休息会导致运动能力下降（Fortney et al.，1996；Capelli，Antonutto，Cautero，Tam & Ferretti，2008）以及大腿、臀部和小腿肌肉萎缩（Berg，Eiken，Miklavic & Mekjavic，2007）。因此产妇在"坐月子"期间活动受限影响其心血管和骨骼肌肉系统的功能，但本研究的样本不够大，研究结果还有待于进一步扩大样本进行证实。

5.1.2 生理健康（SF36v2）

本书研究显示，产妇认为自己在产后 3 天的健康状况优于产后 6 周。但是研究结果显示产妇产后 3 天出现的其他症状比产后 6 周的还多，产妇反而认为自己产后 3 天的状况比产后 6 周要好。其实这并不奇怪，有可能是产妇认为产后 3 天出现的问题是分娩后正常的一些身体反应，在坐完月子后身体就可以恢复健康（Chu，2005；Cheung，1997；Holroyd et al.，1997；Raven et al.，2007）。但是当产妇经过"坐月子"后，在产后 6 周身体还没有完全恢复，还会感受到后背疼和伤口疼等，这个时候产妇就会觉得自己的身体状况不佳。产妇觉得因为自己身体问题，不能够很好地完成日常的一些工作，所以觉得产后 6 周生理职能的得分低于产后 3 天。这可能是因为生理职能量表中的问题都是关于过去 4 周完成日常工作的能力（Ware et al.，2007）。因此在产后 6 周，产妇是根据前四周的身体状况填写的问卷，而在产后 3 天填写问卷时，前四周的身体状况包括产前的身体状况还是未知。另外参与本研究的产妇孕期都是正常的孕妇，无任何并发症，而经过传统的"坐月子"后，产妇身体尚未完全恢复，因此产后 6 周生理职能的得分反而低于产后 3 天（Leung，Arthur，et al.，2005；Strand et al.，2009）。

产妇 SF36 量表中身体功能的评分在产后 3 天内较低，但在 6 周后得到改善，得分与 18~40 岁的中国香港女性（Lam，Lam，Lo & Gandek，2008）和澳大利亚的类似年龄（Hawthorne，Osborne，Taylor，& Sansoni，2007）的平均评分也很相似。同样的，剖腹产女性身体功能的得分比顺产产妇更低，但两组的女性得分与 18~40 岁的中国女性平均水平相当（Hawthorne et al.，2007）。在本研究中，产妇的有氧耐力和下肢肌力随着时间的推移而增加，这进一步支持了女性的生理机能随着时间不断地提高。随着时间的推移，女性的身体疼痛分数也有所提高，这表明女性的疼痛感较轻，但得分仍低于 18~40 岁的中国香港女性和澳大利亚女性的参考值（Lam et al.，2008；Hawthorne et al.，2007）。因此，建议社区卫生工作人员在产后 6 周对产妇的健康进行全面的身体评估，以确定是否需要干预改善产妇的身体健康。

5.1.3 躯体症状

本书研究发现，不论是顺产或者是剖腹产的产妇身体症状的数量和严重程度都随着时间的推移而有所下降，而且其症状的数量都低于健康的美国产妇在产后 5 周的症状（McGovern et al., 2011）和美国接受孕期卧床休息治疗的产妇（Maloni & Park, 2005）。但是，本研究采用的工具是由 Chien 等人（2006）编制的，在本研究中的内部一致性较低（Cronbach 系数＝0.42），而且没有涵盖一些因活动受限而导致的常见的身体症状，例如疲惫、头昏、呼吸困难以及承重肌肉的酸痛。因此本研究中产后症状的评价有可能被低估。与台湾产妇相似（Chien et al., 2006），后背疼痛是产后 6 周最常见的症状。Maloni 和 Park（2005）也发现后背疼痛也是孕期进行卧床休息治疗的产妇最常见的症状，这可能是因为负重肌肉的萎缩，产妇后背肌肉没有得到相应的锻炼而导致的（Maloni, 2010; Maloni & Park, 2005）。

本书研究发现，产妇的睡眠问题很常见，这可能是由于"坐月子"期间进行母乳喂养，夜间需要经常喂养宝宝，这与在台湾开展的研究结果类似（Chien et al, 2006）。另外睡眠问题也有可能是因为产妇经常卧床休息而导致睡眠昼夜节奏紊乱（Fortney et al, 1996; Maloni, 2010）。在欧美国家开展的研究中也发现睡眠质量下降在产妇中也很常见（Schytt et al., 2005; Maloni & Park, 2005）。但是对不同文化背景下的产妇进行睡眠问题的对比很困难，这是因为不同的研究对睡眠问题的定义不是很一致，而且用于评价睡眠的工具也不一致。产后疲惫是不同文化背景下所有产妇都自述的常见症状（Cheng & Li, 2008; McGovern et al., 2011）。产妇感觉到疲惫可能是由于照顾婴儿、贫血和分娩后身体尚未完全恢复。但是我国产妇的疲惫程度要低于其他文化背景下的产妇，这可能是因为我国产妇在"坐月子"期间在照顾婴儿和做家务方面得到了足够的家庭支持（Leung, Arthur, et al., 2005; Holroyd et al., 2004）。

便秘也是产妇常见的症状之一，这可能是因为产后缺乏运动、产妇运用了止疼药物以及食用新鲜水果和青菜较少导致的（Brathwaite & Williams，2004；Holroyd et al.，2004）。因为传统的"坐月子"行为中是不主张产妇食用水果和青菜的，而主要进食高蛋白质食物，同时缺乏运动，所以导致产妇容易出现便秘的症状。本研究也发现产妇有手脚麻木的症状，这与其他研究发现一致（Chien et al.，2006；McGovern et al.，2011）。双手感到麻木有可能是产妇照顾婴儿，手部受压，长期保持一种姿势的原因。但具体的原因还有待今后进一步研究。产妇出现双脚麻木的症状有可能是因为本研究中大部分的产妇是剖腹产，因为药物麻醉的原因，在术后会出现一段时间的双脚麻木。当麻醉药效过后，由于产妇的血液处于高凝状态，加之产后疲惫虚弱、切口疼痛导致卧床时间较长，使下肢静脉血液循环缓慢，使得产妇感觉双脚易麻木。

研究发现，将近 16% 的产妇在产后 6 周自述有伤口疼痛，这可能是因为本研究中剖腹产产妇较多。但是与在中国台湾、美国和瑞典开展的研究相比，本研究中的剖腹产伤口和阴道分娩伤口疼痛的发生率是最低的（Chien et al.，2006；Declercq et al.，2006；Schytt et al.，2005），这可能是因为不同文化背景下的产妇对疼痛的感受不一样（L. M. Chen, Miaskowski, Dodd, & Pantilat，2008）。佛家和孔子的思想认为疼痛是生活的一部分，这一思想深刻地影响着中国社会，因此中国人在面对疼痛时更多选择的是冷静地去面对，认为能够忍受疼痛是勇敢的表现，作为母亲更需要坚强，需要忍受疼痛，所以我国产妇的疼痛感较西方国家的产妇较低（L. M. Chen et al.，2008）。

本书研究发现，痔疮是产妇的常见症状之一。在产后 3 天痔疮的发生率为 35.4%，这可能是因为有些产妇在孕期腹内压力增大，活动减少，饮食不合理导致其发生痔疮或者痔疮复发，在产后 3 天痔疮尚未明显消除，所以在产后 3 天痔疮的发生率较高。我国传统的"坐月子"行为主张产妇少活动，多吃高蛋白质高脂肪的食物，蔬菜水果食用的较少，所以产妇容易发生痔疮。但是随着坐完月子后产妇的活动逐渐增加，饮食更加全面平衡，产后6周痔疮的发生率从产后3天的35.4%降到了12.6%。但是本研究中痔疮的发生率也比其他研究要低（Chien et al.，2006；McGovern et al.，2011；Schtt et al.，2005；Thompson et al.，2002），这可能是因为在本研究中65.7%的产妇都是剖腹产，剖腹产产妇发生痔疮的概率要低于自然分娩的产妇（Thompson et al.，2002）。

产妇在产后3天头痛的发生率较高，为22.7%，这可能是因为产妇分娩后，身体较虚弱，住院期间因环境的原因不能够很好地休息，非常疲惫。但在产后6周，产妇得到充分的休息后，身体得到恢复，头痛的发生率明显降低，为10.6%。而且与其他研究相比，本研究中产后3天和产后6周头痛的发生率要低（Chien et al.，2006；Maloni & Park，2005；McGovern et al.，2006；Schytt et al.，2005）。这可能是因为产妇在"坐月子"期间得到了足够的家庭支持，能够得到很好的休息，所以不会感觉很疲惫，因此头痛的发生率也就较低。

本研究还发现6分钟步行测试、30秒坐站测试和身体症状量表这三者之间是高度相关的，这也间接说明了用这3种工具测量产妇的生理健康状况是非常可信的。

研究结果显示，产妇在产后6周的关节疼痛发生率和严重程度都高于产后3天。这可能是由于产妇长期卧床休息，身体关节没有得到锻炼，导致关节周围的肌肉萎缩，使其感觉疼痛。另外产妇在坐完月子后，需要照顾婴儿，可能导致其腕关节疼痛，这也和研究中发现的产妇自述经常出现手脚麻木感觉的结果相一致。因此建议产妇在"坐月子"期间适当地运动，不能长期卧床休息，造成肌肉萎缩，照顾婴儿的同时也需要注意方法，适当地休息，避免各个关节受损。

在产后6周发生阴道分泌物过多、阴道不正常出血和阴道感染的概率和严重程度也都高于产后3天。这可能是因为一小部分产妇产后恶露尚未干净，产妇在"坐月子"期间不注意个人卫生，导致其发生阴道感染。部分产妇也自述在产后 6 周会出现漏尿的现象，这可能是因为妊娠和分娩导致产妇的盆底肌损伤。妊娠期由于松弛素的增加以及孕激素和雌激素的改变，导致合成盆底肌肉的胶原纤维减少，而分解却增加，从而使孕妇阴道的紧缩度下降。随着胎儿的增大，子宫重量增加，盆腔脏器的压力直接作用于盆底，增加了盆底肌肉的生理性损伤。在阴道分娩过程中，胎头下降、仰伸、旋转的压力使盆底肌肉高度扩张，压迫神经及软组织，破坏临近的筋膜。如果产程延长，胎儿过重，就会超出盆底肌肉生理性扩张，致使肌纤维功能缺陷，导致产妇在后期发生漏尿、渗尿的现象。对有盆底肌功能受损的产妇，可以在产后 6 周尽早地开始盆底肌肉的锻炼，反复进行收缩肛门的运动（杨素勉等，2010）。通过该运动可以增强盆底肌肉组织的张力，使盆底肌肉被动运动，促进盆底血液循环，使远端尿道括约肌和肛提肌的收缩力增强，逼尿肌放松，使控尿能力加强。而且该运动可以激发盆底神经，维持和恢复运动器官的心态以及功能，促进代偿机制的形成和发展，能够更好地促进盆底肌功能的恢复，减少漏尿和渗尿的发生。

总之，本书研究证实了产妇在产后 3 天和产后 6 周的生理健康状况会有统计学差异这一假设。在产妇坐完月子后，随着时间的推移，产妇的生理健康状况得到了有效的改善。但是产妇在产后 6 周身体健康状况仍然不乐观，有氧耐受力、下肢肌力、生理职能等水平都较低，而且身体也出现了一些常见的生理症状如疼痛、睡眠问题、出血以及便秘等。因此产妇的生理健康问题应该受到重视，特别是社区卫生人员在进行家访时，应该对产妇的身体进行全面地评估，并且有针对性地开展产后健康教育，做到早预防和早干预，有效地改善产妇的生理健康水平，提高其生活质量。

5.2　研究假设 2

假设 2：产妇在产后 3 天和产后 6 周的心理健康状况有明显的统计学差异。

研究显示产后抑郁的发生率随着时间的推移而增加。EPDS 量表在产后 3 天的 Cronbach's alpha 系数为 0.75，相比于其他研究，该系数较低。这是因为在产后 3 天产妇通常会经历产后的沮丧期，也称为"baby blue"期（Wisner, Logsdon, & Shanahan, 2008）。Baby blue 期是指产妇分娩完后，体内激素水平迅速发生变化，容易导致产妇出现情绪低落、哭泣等症状，但是该症状一般持续不超过一周，绝大多数产妇能够自行调适。EPDS 量表在产后 6 周的 Cronbach's alpha 系数较高，为 0.86，这表明 EP-DS 是测量产后 6 周抑郁的可靠工具。虽然传统观念中有重男轻女的思想，但是本研究显示婴儿的性别与产妇的产后抑郁不相关。这可能是随着社会文化的发展，重男轻女、养儿防老的思想在城市地区已经不普遍了，大家普遍认为婴儿的性别不是很重要，只要婴儿健康就好，所以婴儿的性别与产妇发生产后抑郁不相关。但是由于本研究的对象来自于城市，所以本研究结论只适合城市产妇。我国农村地区由于受传统思想影响较深，重男轻女的思想还是存在，因此婴儿性别是否与农村地区产妇相关还有待今后的研究证实。

在针对我国产妇使用 EPDS 分值 ≥13 多项研究中发现，产后抑郁发生率从 7.3% 到 24.2% 不等（Gao et al., 2009；Heh, et al., 2004；Leung, Martinson, et al., 2005；Lu & Liu, 2011）。在本研究中，20.7% 的产妇 EPDS 得分 ≥ 13，这表明这些产妇有产后抑郁症状，需要进行相关的干预。本研究结果比 Muzik 等人（2009）发表的 meta 分析中 10% ~ 16% 的产妇具有产后抑郁症状的比例要高。这可能因为不同的研究使用的工具、临界值和研究对象不同，因此不同研究的可比性不够。

产后抑郁是产妇常见的一种精神心理问题,严重地影响着产妇的健康,同时也会导致母婴互动不良以及婴儿行为认知的发育迟缓(Beck,2008;Feldman & Eidelmann,2007;O'Hara,2009;Peindl,Wisner,& Hanusa,2004)。在本研究中有一位产妇自述:"我觉得我快崩溃了,宝宝一天到晚都哭,又不知道是什么原因,我白天晚上都睡不好,我有时候甚至想用枕头把宝宝盖住,不让她发出声音。"产后抑郁不但会使产妇精神崩溃、哭泣,而且还可能使其做出伤害自己甚至婴儿的行为。因此为了预防产后抑郁对产妇及家庭的危害,应该及早地对产妇进行产后抑郁的筛查,使其早诊断和早治疗。本研究结果显示 EPDS 量表在产后抑郁的筛查上可信度较高,因此建议产后社区工作人员可以运用 EPDS 量表对产妇进行常规的产后抑郁筛查,得分高于临界值的可以积极地进行相关干预和治疗。

本研究运用中国人健康问卷测评产妇的心理健康,研究结果表明产妇的心理健康状况随着时间的推移而不断下降。超过 70% 的产妇的得分 ≥3,这表明随着产后时间的推移,越来越多的产妇有非精神病性的精神障碍,这比台湾产妇中发生非精神病性的精神障碍概率要高(Hung,2005,2007;Hung,Lin,Stocker,& Yu,2011;Hung,Yu,Ou,& Liang,2010)。中国人健康问卷在我国台湾产妇的研究中 Cronbach's alpha 的系数为 0.67 ~ 0.84(Hung,2005,2007;Hung et al.,2011;Hung et al.,2010)。但是,在本研究中 Cronbach's alpha 系数却很低(产后 3 天 = 0.35 和产后 6 周 = 0.56)。运用本研究中的数据做因素分析后发现问卷中的各个条目都不相关,这说明问卷的各个条目的一致性较差。因此中国人健康问卷在本研究中并不是一个可信的工具,通过该问卷所得的结果也有待进一步证实。建议今后开展更多的研究证实中国人健康问卷是否适合我国大陆产妇使用。

5.3　研究假设 3

假设 3：对传统坐月子行为的依从性会影响产妇生理和心理健康状况。

本研究显示产妇对传统"坐月子"行为的依从性较高（$M = 69.6$）。其中对"坐月子"期间避免性行为、避免外出和去寺庙和避免受寒这些传统的"坐月子"行为的依从性最高，这与其他类似研究的结果一致（Chien et al.，2006；Liu et al.，2006；Q. Y. Chen et al.，2008；Strand et al.，2009）。研究显示基本上所有产妇在"坐月子"期间避免发生性行为，这是因为产妇在出院前医生和护士都会对其进行健康教育，因为有产后恶露，子宫尚未恢复，这期间发生性行为很容易造成感染。而且传统的"坐月子"行为中也是禁止产妇在月子期间发生性行为的，因此产妇对这一行为的依从性很高。非必要不出门这一传统行为的依从性也较高，这可能是因为产妇分娩后需要休息，避免外出受寒感染。产妇分娩完后，身体比较虚弱，需要得到充分的休息，而且如果外出去人群较密集的地方，容易被传染相关的疾病，因此产妇在"坐月子"期间非必要不出门是有一定的科学依据的。在我国的一些地方传统的"坐月子"习俗中还包括不能开窗，屋内视线要暗。因为本研究使用的量表中没有涉及产妇是否定时开窗透气，保持室内的空气流通和月子房的光线问题所以对这一习俗的依从性尚不了解。但是月子房内保持空气流通，这样才更有益于产妇和宝宝的身体健康。产妇在"坐月子"期间不去寺庙的习俗依从性也很高，这是因为中国有不少人信奉佛教，"坐月子"期间产妇还有恶露，如果去寺庙会被认为是对神灵的不敬。所以产妇也不会去寺庙。但是 Holroyd 等人（2011）发现香港地区产妇对传统"坐月子"行为的依从性更加灵活，很多传统"坐月子"行为的依从性较低。但是在本研究和台湾地区的研究中产妇对传统"坐月子"行为的依从性还是较高，这可能是因为香港地区的产妇因历史原因受西方文化影响较大，而台湾和大陆地区的产妇受我国传统文化的影响较大。但是本研究发现部分产妇在个人卫生方面对传统"坐月子"行为的依从性较低，这些产妇照常洗头、洗澡，而且选择淋浴，并没有按照传统习俗规定的必须用煮沸的水洗澡。虽然在"坐月子"期间注意保暖，避免受寒这一观念在产妇中还是很流行（Cheung，1997；Holroyd et al.，2011；Liu et al.，2006；Strand et al.，2009）。但是随着社会的进步，个人的健康意识提高以及在医院所接受的健康教育影响，产妇认识到产褥期保持个人卫生的重要性。而且随着生活水平的提高，居住条件得到了很大的改善，绝大部分家庭都有空调、暖气、热水器、吹风机等，所以可以保证产妇在洗澡和洗头时不会受寒感冒，因此现在越来越多的产妇开始质疑"坐月子"期间不能洗头和洗澡的观念。但是本研究也发现大概有47%的产妇在"坐月子"期间并没有洗澡和洗头，这容易导致产褥期感染，对婴儿的健康也有不良的影响（Aiello，Larson，& Sedlack，2008）。因此产妇的产后健康教育还有待加强。我国有些地方的"坐月子"习俗中还涉及不能刷牙，但是本研究使用的量表中并没有这一条，因此关于研究对象是否刷牙尚不清楚。其实"坐月子"期间产妇应该要注意口腔卫生，需要勤刷牙。因为产妇在"坐月子"期间的饮食中肉类较多，青菜水果较少，口腔的食物残渣更多，更容易发生口腔问题。传统思想认为"坐月子"期间刷牙会使牙齿松动，其实如果采用软毛牙刷而且运用正确的刷牙方式是不会造成牙齿松动的。我国大众一直对口腔健康不够重视，有一种说法为"牙疼不是病，疼起来要人命"，很多人尤其是老年人的牙齿都有很多问题。其实口腔的健康关系到全身的健康，应该要注重口腔问题，如果"坐月子"期间不刷牙，将会导致产妇出现一系列的口腔健康问题。另外，与台湾地区产妇相比，本研究中的产妇在产后喝杜仲汤以及不喝白开水方面的依从性较低（Chien et al.，2006）。这可能是在不同的地域"坐月子"行为也有差异，本研究中很多产妇并不了解杜仲汤，而杜仲汤在我国台湾地区比较流行。因为本研究采用的量表是我国台湾地区学者制定的，有些条目可能并不适合我国大陆人群，尤其是杜仲汤，而且我国大陆地区产妇常见一些行为也并不在量表的条目中，例如刷牙、穿袜子等，因此建议今后研究者编制一个更加适合我国大陆人群的传统"坐月子"行为依从性的量表，这对了解我国大陆产妇对传统"坐月子"行为的研究将更有帮助。

在本研究中，产妇对传统"坐月子"行为中的不从事费眼力的活动的依从性也较低。传统的习俗中希望产妇不从事费眼力的活动是因为担心产妇视力受损，以后会出现视力下降等问题，这其实是因为过去生活条件差，没有电灯，女性平时做些缝纫等针线活都需要在昏暗的光线下，容易导致其视力受损。随着社会的发展，生活条件的不断提高，产妇不需要在昏暗的光线下进行缝纫，甚至都不需要从事缝纫的工作。但是随着各种电子产品的出现和普及，例如手机、电脑等，很多产妇在"坐月子"期间还是会用手机、ipad 等电子设备，可能照顾自己的母亲还是建议少看电子设备，很多产妇会减少使用电子设备的频率，但是基本上每个产妇都会使用。其中一个研究对象自述道："'坐月子'期间本身就很无聊，又不能出去，如果电视不能看，手机又不能用，那怎么熬得过去？我妈妈让我少看手机，但是我还是会用手机看看新闻，看看小说，打发时间。"因此传统的"坐月子"行为中不从事费眼力的活动在现在的社会环境中并不适合。

传统"坐月子"行为中的"尽量躺着"和"避免站着"在本研究中的依从性也较低。传统习俗希望产妇尽量躺着，不要站着，认为这样可以让产妇得到充分的休息，促进身体健康的恢复。但是很多产妇认为一直躺在床上，身体并不是很不舒服，反而觉得腰酸背痛。所以很多产妇在"坐月子"期间并不是一直都躺在床上，她们也会适当地在房间走动。长期卧床休息会导致下肢肌肉力量的下降，而且也会使钙质流失，因此建议产妇在"坐月子"期间不要长期的卧床休息，适当地走动，这样才能够更好地促进身体的恢复。

　　产妇对"需要碰水时一定要使用煮开过的水"这一习俗的依从性也很低。因为担心水质不干净，含有很多病菌，而产妇身体较虚弱，所以传统习俗主张产妇不要碰没有煮开过的水。但是随着生活水平的提高，在城市里面全部使用的是自来水，所以现在很多产妇已经开始不遵守这一传统习俗。在饮食方面，食物中不加盐和吃腰子、猪肝、猪心等内脏食物的依从性也较低。传统习俗认为食物中不应该加盐，否则将对产妇的恢复和宝宝都不好，其实这种习俗是不科学的。产妇的饮食中应该适当地加入盐，这样可以补充电解质中的钠，不然会导致电解质的失衡。但是产妇的饮食不能够吃含盐量高的食物，饮食需要清淡，食用适量的盐是有益于身体健康的。本研究发现，近 1/3 的产妇在"坐月子"期间不吃动物内脏，这可能是因为产妇认为动物内脏胆固醇含量过高，而且也担心动物内脏的安全问题。随着生活水平的提高，营养丰富的食物种类越来越多，产妇并不需要从动物内脏中补充相应的营养，可以从其他更安全的食物中补充营养，所以越来越多的产妇没有选择进食动物内脏。

　　本书研究发现，对传统"坐月子"行为依从性高的产妇，在产后 6 周有氧耐受力的分数更低。因为产妇对传统的习俗依从性越高，就表明产妇卧床休息时间越长，下床活动时间就越少，这样就导致产妇的心血管功能下降。建议产妇"坐月子"期间适当地活动，如果不想出门，可以在室内多走动，这样可以加强背部和腿部肌肉的力量，从而缓解由于活动限制而导致的心血管功能下降。"坐月子"期间卧床休息和活动受限的产妇，建议在坐完月子后进行一些有利于心血管和骨骼肌肉功能恢复的康复项目，例如散步、游泳等（Maloni，2010）。

　　本书研究发现，对传统"坐月子"行为依从性高的产妇发生产后抑郁的风险越高，这和其他研究结果一致（Gao et al.，2010；Leung，Arthur，et al.，2005；Leung，Martinson，et al.，2005；Matthey et al.，2002）。这就表明传统的"坐月子"行为对产妇的心理健康有负面的影响。Chien

等人（2006）也发现"坐月子"行为与产后抑郁有相关性。因为本研究并没有探讨"坐月子"行为与产后抑郁的因果关系，所以很难推断出"坐月子"行为对产后抑郁具体的影响。多项关于活动受限对孕产妇心理健康影响的研究发现活动受限的孕产妇抑郁的得分较高（Maloni，2010）。因此"坐月子"期间活动受限可能会导致产后抑郁。研究表明 7%～10%产后活动受限的产妇会出现严重的产后抑郁症状，另外 10%的产妇出现轻微的产后抑郁症状（Gaynes et al.，2005；O'Hara，2009）。本研究中产后抑郁的分数非常高，表明产妇发生产后抑郁的风险较高。Leung 等人（2005）在研究中发现产妇认为"坐月子"就像待在监狱一样，活动和饮食都受限，没有自由。另外在照顾婴儿等方面与长辈有不同的意见时，产妇也承受着很大的压力。产妇发生抑郁也有可能是因为产妇在"坐月子"期间，父母或者月嫂承担照顾婴儿的角色，产妇就缺乏照顾婴儿的锻炼机会。所以一旦坐完月子后，产妇就很难胜任母亲的角色，认为自己是一位失败的母亲（Gao et al.，2010；Leung, Arthur, et al.，2005）。关于"坐月子"期间哪些行为可以预测产后抑郁的风险还有待进一步研究。但是本书研究结果表明，城市的文化程度较高的产妇，对传统"坐月子"行为的依从性越高，产后抑郁的风险就越大。因此，今后需要加强对产妇产后抑郁的筛查并且对患产后抑郁的产妇进行积极的治疗。

5.4　不同的分娩方式对产妇生理健康和心理健康的影响

研究结果显示，自然分娩的产妇在产后 3 天和产后 6 周的 6 分钟步行测试和 30 秒坐站测试的得分都显著高于剖腹产的产妇，这表明自然分娩的产妇在产后 3 天和产后 6 周的有氧耐受能力和下肢肌力都优于剖腹产的产妇。这是由于剖腹产的产妇产后身体恢复较自然分娩的产妇慢，自然分娩的产妇没有经过手术，身体健康状况优于剖腹产的产妇。

自然分娩的产妇的生理功能方面也显著高于剖腹产的产妇。但是随着时间的推移，自然分娩的产妇和剖腹产的产妇在产后躯体症状数量和严重程度没有统计学差异，这表明产妇经过产后 6 周的休息，身体都在不断地恢复。

本研究结果表明，不同的分娩方式在产妇心理健康状况方面没有统计学差异。这可能是因为产妇选择剖腹产的一部分原因是担心疼痛，另外一部分原因是因为自身条件不符合自然分娩的条件。目前剖腹产的医疗技术已经很成熟，很多产妇并不担心剖腹产带来的风险，所以剖腹产的产妇并不会因此影响其情绪。

5.5　研究限制

由于样本主要是来自湖北省城市文化程度较高的产妇，因此结果并不代表中国其他地区，研究结果的推广性受限。另外本研究未评估产妇"坐月子"期间活动受限的程度，数据收集是在坐完月子后 2 周，因此研究结果也有待进一步证实。理想的情况下，耐力和下肢肌肉的力量应该在女性坐完月子后也就是产后 4 周进行评估，而本研究是在产后 6 周进行评估，这就意味着产妇具有 2 周的时间进行活动，不断地恢复产妇的有氧耐力和下肢肌力。同时，产后症状量表的信度较低，量表的很多条目产妇并未选择，建议今后选择更加合适的工具评价产妇的产后症状。此外，中国人健康问卷的信度较低，所以对该问卷的结果进行解释应该非常谨慎，因为问卷内的项目并不都是相互关联的，所以该问卷的所有条目并不是测量同一个概念。今后针对我国大陆产妇进行产后症状和抑郁的评估应该需要慎重地选择工具，需要充分地考虑工具的信度。如果一种已被反复使用并且很成熟的工具的信度在研究中在 0.70 以下，就表明该工具需要进一步完善或者该工具可能不适用于目前研究中人群。"坐月子"行为依从性量表是由我国台湾学者编制，有些产后习俗在我国大陆并不常见，而大陆一些常见的习俗在量表中也没有体现，因此对产妇"坐月子"行为依从性的研究可能不全面。

5.6 研究建议

本研究首次发现传统"坐月子"行为会影响产妇的心血管和骨骼肌肉系统的健康，因此该研究结果还有待今后更多的研究证实。现有研究表明，孕产妇的活动限制越多，副作用就会越多（Maloni，2010；Maloni & Park，2005）。因此关于产妇活动受限的时间长度和程度对产妇健康的影响的研究还有待进一步加强。目前关于农村地区产妇"坐月子"行为的研究较少，而且关于城市和农村产妇"坐月子"行为的对照性研究也缺乏，建议今后开展此类研究。另外我国不同地域和不同民族在"坐月子"习俗方面有很多差异，因此了解不同地域和不同民族"坐月子"的行为这将有助于我国医务工作者开展更加具有针对性的产后健康教育。

今后还需开展"坐月子"期间产妇个人卫生健康状况对其健康的影响的研究。许多产妇在月子期间不刷牙，这将影响产妇今后的口腔健康（Wang，Wang，Zhou，Wang，& Wang，2008）。但是本研究中因为量表并没有包括是否刷牙以及个人伤口护理方面的条目，因此今后还需开展此方面的研究。口腔卫生的不良状况与牙周病、全身各系统感染和早产都有关，因此口腔健康状况会对孕产妇的健康产生很大的影响，建议今后加强此方面的研究（Inaba & Amano 2010；Seymour，Ford，Culliman，Leishman，& Yamazaki，2007）。根据2010年美国膳食指南，产后营养应该增加蔬菜、水果和牛奶的摄入量，并选择各种蛋白质的食物，如海鲜、鸡蛋、豆制品、瘦肉等，这样就能保证产妇营养均衡和全面，尤其是奶制品中的钙对产妇更加重要（USDA & U. S. Department of Health and Human Services，2011）。此外，建议母乳喂养的产妇增加额外的热量、维生素和矿物质补充剂，如绿色蔬菜中的铁（USDA，2012）。但我国"坐月子"的习俗中对饮食具有一定的限制，尤其是蔬菜和水果，本研究发现传统"坐月子"习俗中的饮食习惯容易导致产妇发生便秘，但是具体的饮食对产妇及婴儿的影响还有待进一步研究。例如有些地区产妇会喝米酒促进乳汁的分泌，酒精是否通过乳汁分泌而进入婴儿的体内，具体的影响尚不明确。

关于产后抑郁的研究还有待进一步加深。有两项定性研究报告称，产妇"坐月子"期间觉得自己是个"囚犯"（Leung，Arthur，et al.，2005；Strand et al.，2009），但是也有研究认为"坐月子"能够降低产妇发生产后抑郁的风险，因此"坐月子"与产后抑郁的关系尚无一致结论，还有待今后的研究证实（Cheung，1997；Chien et al.，2006；Chu，2005；Heh et al.，2004；Holroyd et al.，2004；Matthey et al.，2002）。不同研究的可比性较差，因为样本不同、产妇所处地区不同，而且产后抑郁的筛查工具和临界值都不同（Gaynes et al，2005）。但是本研究结果显示湖北省城市产妇产后抑郁的发生率较高，因此还需开展我国产妇产后抑郁的预测因子方面的研究。

5.7 临床实践建议

虽然现在越来越多的中国女性移民到西方国家，但是中国文化还是深刻地影响着她们的行为（Brathwaite & Williams，2004；Callister，Eads，& Diehl，2011；Cheung，1997）。因此，无论中国产妇居住在哪里，对其进行产后行为的评估还是很必要的，这将有助于护士提供文化敏感性护理。对产妇进行健康信念方面的评估能够指导护士对产妇进行针对性的健康教育，这将能够更好地促进产妇和婴儿的健康。对产妇进行健康教育时也需要将家属纳入，因为家属的健康信念对产妇也会产生很大的影响。因为传统文化的影响，我国产妇都会采纳"坐月子"的习俗。但是传统的"坐月子"行为中有些习俗是不科学的，例如不洗头、不洗澡和不刷牙，产褥期产妇容易出汗，不注意个人卫生，就容易发生产后感染，同时也对婴儿的健康产生危害，所以建议产妇在"坐月子"期间按需洗头洗澡，同时每天也需要刷牙。长期卧床休息，不活动和不运动也是不科学的，容易导致肌肉的萎缩，心血管功能下降。也不建议产妇遵守食物中不加盐和不喝白开水这些传统的习俗，不利于产妇健康的恢复。在饮食方面，建议产妇适当和适量地食用营养丰富的食物，多吃新鲜的蔬菜和水果，这样对产妇的体重管理和缓解产后便秘都会有很大的帮助。但是传统的"坐月子"行为中有些习俗是值得继续传承下去，例如不让产妇做家务，不发生性生活、不喝冷饮、不吃辛辣燥热的食物等。因此虽然传统"坐月子"行为中有些习俗不科学，但是"坐月子"这一传统习俗能够给产妇提供全面的家庭支持，使产妇能够获得充分的休息，而且有些习俗也能够促进产妇恢复健康。因此"坐月子"这一传统习俗不应该摒弃，应该发挥其优势，摒弃一些不科学的习俗，使产妇科学地"坐月子"。临床的医务人员和社区的工作人员应该加强对产妇科学"坐月子"的健康教育。

产后抑郁的发生率较高，对产妇、家庭和社会都会产生严重的危害。目前很多产妇和家庭对产后抑郁的认识不足，因此开展常规的产后抑郁预防的健康教育以及筛查、快速的转诊和积极的治疗都很必要。本研究数据表明社区卫生人员在进行产后家访时都需要运用可信度较高的工具，如爱丁堡产后抑郁量表进行产后抑郁的筛查。

5.8 结论

研究结果表明传统的"坐月子"行为能够给产妇提供全面的家庭支持，但是一些传统的习俗如活动受限、不洗澡、不洗头等会对产妇的健康产生不良的影响，同时也容易导致产妇发生产后抑郁。因此建议产妇应该科学地"坐月子"，发挥"坐月子"中的一些优良传统，同时摒弃一些不科学的习俗，这样才能够更好地促进产妇健康的恢复。本研究中较高的产后抑郁发生率也表明开展产后抑郁的早期筛查和治疗很有必要。整合研究证据，开展如何科学"坐月子"的循证实践将有助于产妇改善其心血管和骨骼肌肉系统的功能状况。产后的恢复训练例如盆底肌训练和肌肉力量的训练对提高产妇健康水平和提升其生活质量也很有必要。

附录一　一般人口学问卷

分　娩　前

参与者编码：　　　　　　　　　　数据收集日期：

孕妇年龄：　　　　　　　　　　　身高：＿＿＿ cm

孕前体重：＿＿＿＿＿ kg　　　　目前体重：＿＿＿＿＿ kg

丈夫身高：＿＿＿＿＿cm　　　　丈夫体重：＿＿＿＿＿ kg

联系电话：　　　　　　　　　　　所属社区卫生服务中心：

孕妇民族：A. 汉族　B. 其他＿＿＿＿＿

孕妇学历：A. 小学　B. 中学　C. 高中/中专　　D. 大专

　　　　　E. 大学本科　E. 硕士及以上　G. 其他＿＿＿＿

孕＿＿＿次　产＿＿＿次

预产期：

近三周是否进行抗生素治疗：1. 是　　　　2. 否

分　娩　后

宝宝出生日期：　　　　　　　　　　孕周：

分娩方式：1. 顺产　　2. 剖腹产　　3. 其他

新生儿性别：1. 男　　2. 女

出生体重：_____kg　　身长：____cm

喂养方式：　母乳喂养　　　混合喂养

健康行为

吸烟：A. 从不吸烟　B. 怀孕前吸烟　C. 目前吸烟

你现在是否饮用酒精饮料（如啤酒，白酒等）：A. 否　B. 是，偶然

C. 是，经常

分娩

宝宝性别：男　女

孕周：　　　　　　　出生体重：

产后

母乳喂养：A. 是　B. 否

母乳喂养类别：A. 纯母乳喂养（不喂水）　　B. 母乳喂养（加水）

C. 辅加奶粉喂养

坐月子

坐月子场所：

A. 婆婆家

B. 妈妈家

C. 自己家

D. 其他_____

坐月子期间提供照顾者

婆婆　　　　　　　　A. 是

　　　　　　　　　　B. 否

妈妈　　　　　　　　A. 是

　　　　　　　　　　B. 否

丈夫　　　　　　　　A. 是

　　　　　　　　　　B. 否

月嫂　　　　　　　　　A. 是

　　　　　　　　　　　B. 否

其他　　————————

在过去的一周内你是否感到疲惫　（产后 3 天）

　　　　　　　　　　　A. 是

　　　　　　　　　　　B. 否

在过去的一周内你是否感到疲惫　（产后 6 周）

　　　　　　　　　　　A. 是

　　　　　　　　　　　B. 否

附录二　身体健康调查（SF36v2）

这项调查旨在评估您对自己健康状况的了解。您所提供的信息有助于了解您的自我感觉和从事日常生活能力的情况。谢谢您填写这份问卷！

回答下列每一个问题时，请在最适当答案的方格内画一个（☒）。

1. 总的来说，您认为您的健康状况是：

极好	很好	好	一般	差
□1	□2	□3	□4	□5

2. 下列几个问题是关于您在一天的日常生活中可能进行的活动。您目前的健康状况是否会限制您从事这些活动？如果限制的话，限制到什么程度？

	有很大 限制	有一点 限制	没有任何 限制
A. 剧烈活动，比如跑步、搬重物或参加剧烈的体育活动	□1	□2	□3
B. 中等强度的活动，比如搬桌子、使用吸尘器清洁地面、玩保龄球或打太极拳	□1	□2	□3
C. 提起或携带杂货	□1	□2	□3
D. 上几层楼梯	□1	□2	□3

续表

	有很大限制	有一点限制	没有任何限制
E. 上一层楼梯	□1	□2	□3
F. 弯腰、跪下或俯身	□1	□2	□3
G. 步行一公里以上	□1	□2	□3
H. 步行几百米	□1	□2	□3
I. 步行一百米	□1	□2	□3
J. 自己洗澡或穿衣服	□1	□2	□3

3. 在过去四个星期里，您在工作或其他日常活动中，有多少时间会因为身体健康的原因而遇到下列的问题？

	常常如此	大部分时间	有时	偶尔	从来没有
A. 减少了工作或其他活动的时间	□1	□2	□3	□4	□5
B. 实际做完的比想做的要少	□1	□2	□3	□4	□5
C. 工作或其他活动的种类受到限制	□1	□2	□3	□4	□5
D. 进行工作或其他活动时有困难（比如觉得更为吃力）	□1	□2	□3	□4	□5

4. 在过去四个星期里，您在身体上有多大程度的疼痛？

完全没有	很轻微	轻微	有一些	剧烈	非常剧烈
□1	□2	□3	□4	□5	□6

5. 在过去四个星期里，您身体上的疼痛对您的日常工作（包括上班和家务）有多大影响？

毫无影响	有很少影响	有一些影响	有较大影响	有极大影响
□1	□2	□3	□4	□5

6. 如果用下列的句子来形容您，您认为有多正确？

	肯定对	大致对	不知道	大致不对	肯定不对
A. 您好像比别人更容易生病	□1	□2	□3	□4	□5
B. 您和所有您认识的人一样健康	□1	□2	□3	□4	□5
C. 您觉得自己的身体状况会变坏	□1	□2	□3	□4	□5
D. 您非常健康	□1	□2	□3	□4	□5

谢谢您回答完这些问题！

附录三 躯体症状严重性量表

请依照您这一周内的身体状况于下表中打"○"

		没有	轻度	中度	重度
1	头痛				
2	腰酸背痛				
3	头晕目眩				
4	痔疮				
5	便秘				
6	渗尿、漏尿				
7	尿道感染（尿频、小便灼热感等症状）				
8	阴道感染（阴道瘘、分泌物增加等症状）				
9	关节疼痛				
10	睡得不好				
11	阴道分泌物（白带等）				
12	阴道不正常出血				
13	手麻或肿				
14	脚麻或肿				

		没有	轻度	中度	重度
15	手脚冰冷				
16	伤口或会阴缝合处疼痛				
17	足部静脉曲张				
18	抵抗力差易感冒				

附录四　爱丁堡产后抑郁量表
（CEPDS 2.1）

得分_____

姓名_____年龄_____新生儿周岁_____填表日期_____

说明：因为您刚生了孩子，我们想了解一下您的感受。请选择一个最能反映您过去七天感受的答案。

注意：不只是您今天的感受，而是过去七天的感受。例如：

我感到愉快　　（1）所有时候这样

　　　　　　　（2）大部分时候这样

　　　　　　　（3）不经常这样

　　　　　　　（4）一点也没有

如选择答案（2）表明在上一周内您大部分时间都感到愉快。请照同样的方法完成以下各题。

在过去七天内：

1. 我能看到事物有趣的一面，并笑得开心

　　（1）同以前一样

　　（2）没有以前那么多

　　（3）肯定比以前少

　　（4）完全不能

2. 我欣然期待未来的一切

 （1）同以前一样

 （2）没有以前那么多

 （3）肯定比以前少

 （4）完全不能

3. 当事情出错时，我会不必要地责备自己

 （1）大部分时候这样

 （2）有时候这样

 （3）不经常这样

 （4）没有这样

4. 我无缘无故感到焦虑和担心

 （1）一点也没有

 （2）极少有

 （3）有时候这样

 （4）经常这样

5. 我无缘无故感到害怕和惊慌

 （1）相当多时候这样

 （2）有时候这样

 （3）不经常这样

 （4）一点也没有

6. 很多事情冲着我而来，使我透不过气

 （1）大多数时候我都不能应付

 （2）有时候我不能像平时那样应付好

 （3）大部分时候我能像平时那样应付好

 （4）我一直都能应付得好

7. 我很不开心，以致失眠

　　（1）大部分时候这样

　　（2）有时候这样

　　（3）不经常这样

　　（4）一点也没有

8. 我感到难过和悲伤

　　（1）大部分时候这样

　　（2）相当多时候这样

　　（3）不经常这样

　　（4）一点也没有

9. 我不开心到哭

　　（1）大部分时候这样

　　（2）有时候这样

　　（3）只是偶尔这样

　　（4）没有这样

10. 我想过要伤害自己

　　（1）相当多时候这样

　　（2）有时候这样

　　（3）很少这样

　　（4）没有这样

附录五　中国人健康问卷（CHQ-12）

在回答之前，请先仔细阅读以下几点说明：

1. 我们想了解您在最近一两个星期当中的健康情形如何，有没有什么医疗方面的问题。请在各项问题的四种答案中选出您认为最适合于说明您的情况的一项，在它上面做个记号。

2. 请记住我们想知道的是您目前的健康情形。凡是以前有而现在没有的问题请不要用来做答复。

请问您最近是不是：

1. 觉得头痛或是头部有压迫感？

　　（1）一点也不

　　（2）和平时差不多

　　（3）比平时多一点

　　（4）比平时多很多

2. 觉得心悸或心跳加快，担心可能得了心脏病？

　　（1）一点也不

　　（2）和平时差不多

　　（3）比平时多一点

　　（4）比平时多很多

3. 感到胸前不适或压迫感？

　　（1）一点也不

  （2）和平时差不多

  （3）比平时多一点

  （4）比平时多很多

4. 觉得手脚发抖或发麻？

  （1）一点也不

  （2）和平时差不多

  （3）比平时多一点

  （4）比平时多很多

5. 觉得睡眠不好？

  （1）一点也不

  （2）和平时差不多

  （3）比平时多一点

  （4）比平时多很多

6. 觉得许多事情对您是个负担？

  （1）一点也不

  （2）和平时差不多

  （3）比平时多一点

  （4）比平时多很多

7. 觉得和家人、亲友相处得来？

  （1）比平时更好

  （2）和平时差不多

  （3）比平时差一些

  （4）比平时差很多

8. 觉得对自己失去信心？

  （1）一点也不

  （2）和平时差不多

  （3）比平时多一点

　　（4）比平时多很多

9. 觉得神经兮兮，紧张不安？

　　（1）一点也不

　　（2）和平时差不多

　　（3）比平时多一点

　　（4）比平时多很多

10. 感到未来充满希望？

　　（1）比平时更好

　　（2）和平时差不多

　　（3）比平时差一些

　　（4）比平时差很多

11. 觉得家人或亲友会令您担忧？

　　（1）一点也不

　　（2）和平时差不多

　　（3）比平时多一点

　　（4）比平时多很多

12. 觉得生活毫无希望？

　　（1）一点也不

　　（2）和平时差不多

　　（3）比平时多一点

　　（4）比平时多很多

附录六 "坐月子"行为依从性量表

说明：以下的问题是想要了解您在"坐月子"期间（产后三十天内）的饮食及行为，请您依据自己实际的情况，逐题勾选，请勿遗漏任何一题：

	总是如此	经常如此	有时如此	偶尔如此	从未如此
1. 我喝鸡汤（麻油鸡、十全鸡、四物鸡等）。	□	□	□	□	□
2. 我吃腰子、猪肝、猪心等任何一种内脏食物。	□	□	□	□	□
3. 我产后喝杜仲汤。	□	□	□	□	□
4. 我不吃凉性的食物（例如大白菜、菠菜、冬瓜、苦瓜、黄瓜、西瓜、绿豆、百合、蚌肉、螃蟹等）。	□	□	□	□	□
5. 我不吃凉拌食物（例如拌凉粉、凉拌豆腐等）。	□	□	□	□	□
6. 我不喝冷饮及进食冰品。	□	□	□	□	□
7. 我不喝白开水。	□	□	□	□	□
8. 我的食物中不加盐。	□	□	□	□	□
9. 我不吃辛辣燥热的食物（例如辣椒、胡椒、韭菜、大蒜、油炸食物等）。	□	□	□	□	□

续表

	总是如此	经常如此	有时如此	偶尔如此	从未如此
10. 我不吃坚硬的食物（例如花生、干果等）。	□	□	□	□	□
11. 我不吃"有毒性"的食物（包括公鸡、鸭肉、鹅肉、芒果、茄子、芋头、鱿鱼等）。	□	□	□	□	□
12. 我"坐月子"期间，非必要不会出门。	□	□	□	□	□
13. 我的家人及近亲者，才可以进入我的"月内房"。	□	□	□	□	□
14. "坐月子"期间，我不去庙里拜佛。	□	□	□	□	□
15. "坐月子"期间，我和先生不发生性关系。	□	□	□	□	□
16. 我照常洗头。	□	□	□	□	□
17. 我照常洗澡。	□	□	□	□	□
18. 我不碰冷水。	□	□	□	□	□
19. 我需要碰水时，一定使用煮开过的水。	□	□	□	□	□
20. 我不吹风（包括电扇、冷气、窗外风等）。	□	□	□	□	□
21. 我不从事费眼力的活动（包括看书、看电视、穿针线、缝纫等）。	□	□	□	□	□
22. 我会避免掉眼泪。	□	□	□	□	□
23. 我会避免提重物。	□	□	□	□	□
24. 我会避免蹲着。	□	□	□	□	□
25. 我会避免站着。	□	□	□	□	□
26. 我会尽量躺着。	□	□	□	□	□
27. 若我非得出门，衣服一定包得严实才出门。	□	□	□	□	□

参 考 文 献

［1］ American Congress of Obstetricians and Gynecologists. Getting in shape after your baby is born. http：// acog. org/publications/fag/faq131. cfm, 2011.

［2］ Beck, C. T. State of the science on postpartum depression： what nurse'researchers have contributed-part 1. *The American Journal of Maternal/Child Nursing*, 2008, 33 （2）：121-126.

［3］ Berg, H. E. , Eiken, O. , Miklavcic, L. , et al. Hip, thigh and calf muscle atrophy and bone loss after 5-week bedrest inactivity. *European Journal of Applied Physiology*, 2007, 99 （3）：283-289.

［4］ Bina, R. The impact of cultural factors upon postpartum depression： a literature review. *Health Care for Women International*, 2008, 29 （6）：568-592.

［5］ Brathwaite, A. C. , Williams, C. C. Childbirth experiences of professional Chinese Canadian women. *Journal of Obstetric, Gynecologic, and Neonatal Nursing*, 2004, 33：748-755.

［6］ Burns, N. , & Grove, S. K. *The practice of nursing research： Conduct, critique, and utilization* （5th ed. ） . St. Louis： Elsevier Saunders, 2005.

［7］ Callister, L. C. Doing the month： Chinese postpartum practices. *The*

American Journal of Maternal Child Nursing, 2006, 31 (6): 390.

[8] Callister, L. C. , Eads, M. N. , Diehl, J. P. Perceptions of giving birth and adherence to cultural practices in Chinese women. MCN: The American Journal of Maternal/ Child Nursing, 2011, 36 (6): 387-394.

[9] Capelli, C. , Antonutto, G. , Cautero, M. , et al. Metabolic and cardiovascular responses during sub-maximal exercise in humans after 14 days of head-down tilt bed rest and inactivity. European Journal of Applied Physiology, 2008, 104 (5): 909-918.

[10] Chan, S. W. C. , Levy, V. , Chung, T. K. H. , et al. A qualitative study of the experience of a group of Hong Kong Chinese women diagnosed with postpartum depression. Journal of Advanced Nursing, 2002, 39: 571-579.

[11] Chen, L. M. , Miaskowski, C. , Dodd, M. , et al. Concepts within the Chinese culture that influence the cancer pain experience. Cancer Nursing, 2008, 31 (2): 103-108.

[12] Chen, C. H. , Wang, S. Y. , Chung, U. L. , et al. Being reborn: the recovery process of postpartum depression in Taiwanese women. Journal of Advanced Nursing, 2006, 54 (4): 450-456.

[13] Cheng T. A. A pilot study of mental disorders in Taiwan. Psychological Medicine, 1985, 15: 195-203.

[14] Cheng, C. Y. , Li, Q. Integrative review of research on general health status and prevalence of common physical health conditions of women after childbirth. Women's Health Issues, 2008, 18: 267-280.

[15] Cheng, C. Y. , Pickler, R. H. Effects of stress and social support on postpartum health of Chinese mothers in the United States. Research in Nursing & Health, 2009, 32: 582-591.

[16] Cheng, T. A., Williams, P. The design and development of a screening questionnaire (CHQ) for use in community studies of mental disorders in Taiwan. *Psychological Medicine*, 1986, 16: 415-422.

[17] Cheung, N. F. Chinese zuoyuezi (sitting in for the first month of the postnatal period) in Scotland. *Midwifery*, 1997, 13: 55-65.

[18] Cheung, N. F., Mander, R., Cheng, L., et al. "Zuoyuezi" after caesarean in China: an interview survey. *International Journal of Nursing Studies*, 2006, 43: 193-202.

[19] Chien, L. Y., Tai, C. J., Ko, Y. L., et al. Adherence to "doing-the-month" practices is associated with fewer physical and depressive symptoms among postpartum women in Taiwan. *Research in Nursing & Health*, 2006, 29: 374-383.

[20] Chong, M. Y., Wilkinson, G.. Validation of 30- and 12-item version of the Chinese Health Questionnaire (CHQ) in patients admitted for general health screening. *Psychological Medicine*, 1989, 19: 495-505.

[21] Chu, C. M. Y. Postnatal experience and health needs of Chinese migrant women in Brisbane, Australia. *Ethnicity and Health*, 2005, 10 (1): 33-56.

[22] Clemmens, D. A., Driscoll, J. W., Beck, C. T. Postpartum depression as profiled through the Postpartum Depression Screening Scale. *The American Journal of Maternal Child Nursing*, 2004, 29: 180-185.

[23] Cohen, J. *Statistical power analysis for the behavioral sciences* (2nd ed.). Hillsdale, NJ: Lawrence Erlbaum Associates, 1988.

[24] Coreil, J., Bryant, C. A., Henderson, J. N. *Social and behavioral foundations of public health* (1st ed.). Thousand Oaks, CA: Sage, 2001.

［25］ Cox, J. L. , Holden, J. M. , Sagovsky, R. Detection of postnatal depression: Development of the 10-item Edinburgh Postnatal Depression Scale. *British Journal of Psychiatry*, 1987, 150: 782-786.

［26］ Declercq, E. R. , Sakala, C. , Corry, M. P. , et al. Listening to Mothers II: Report of the second national U. S. survey of women's childbearing experiences. *Journal of Perinatal Education*, 2006, 16 (4): 9-14.

［27］ Demissie, Z. , Siega-Riz, A. M. , Evenson, K. R. , et al. Associations between physical activity and postpartum depressive symptoms. *Journal of Women's Health*, 2011, 20 (7): 1025-1034.

［28］ Evenson, K. R. , Aytur, S. A. , Borodulin, K. Physical activity beliefs, barriers, and enables among postpartum women. *Journal of Women's Health*, 2009, 18 (12): 1925-1934.

［29］ Feldman, R. , Eidelman, A. I. Maternal postpartum behavior and the emergence of infant-mother and infant-father synchrony in preterm and full term infants: The role of neonatal vagal tone. *Developmental Psychobiology*, 2007, 49: 290-302.

［30］ Forman, D. R. , O'Hara, M. W. , Stuart, S. , et al. Effective treatment for postpartum depression is not sufficient to improve the developing mother-child relationship. *Development and Psychopathology*, 2007, 19 (2): 585-602.

［31］ Fortney, S. M. , Schneider, V. S. , Greenleaf, J. E. The physiology of bed rest. In M. J. Fregly & C. M. Blatteis (Eds.), *Environmental physiology*. New York: the American Physiological Society by Oxford University Press, 1996.

［32］ Gao, L. L. , Chan, S. W. , Mao, Q. Depression, perceived stress, and social support among first-time Chinese mothers and fathers in the postpartum period. *Research in Nursing & Health*, 2009, 32: 50-58.

[33] Gao, L. L., Chan, S. W., You, L., et al. Experiences of postpartum depression among first-time mothers in mainland China. *Journal of Advanced Nursing*, 2010, 66 (2): 303-312.

[34] Gaynes, B. N., Gavin, N., Meltzer-Brody, S., et al. *Perinatal depression: prevalence, screening, accuracy, and screening outcomes. Summary, Evidence Report/Technology Assessment No.* 119 (Contract No. 290-02-0016). Rockville, MD: Agency for Healthcare Research and Quality, 2005.

[35] Goodman, J. H. Postpartum depression beyond the early postpartum period. Journal of Obstetic, Gynecologic, and Neonatal Nursing, 2004, 33 (4): 410-420.

[36] Goodman, S. H., Brand, S. R. Parental psychopathology and its relation to child psychopathology. In M. Hersen, & A. M. Gross (Eds.), *Handbook of clinical psychology*. Hoboken, NJ: John Wiley & Sons, 2008.

[37] Halbreich, U., Karkun, S. Cross-cultural and social diversity of prevalence of postpartum depression and depressive symptoms. *Journal of Affective Disorders*, 2006, 91 (2): 97-111.

[38] Hawthorne, G., Osborne, R. H., Taylor, A., et al. The SF36 version 2: Critical analyses of population weights, scoring algorithms and population norms. *Quality of Life Research*, 2007, 16 (4): 661-673.

[39] Heh, S. S., Coombes, L., Bartlett, H. The association between depressive symptoms and social support in Taiwanese women during the month. *International Journal of Nursing Studies*, 2004, 41: 573-579.

[40] Holroyd, E., Fung, K. L., Lam, S. C., et al. "Doing the month":

an exploration of postpartum practices in Chinese women. *Health Care for Women International*, 1997, 8: 301-313.

[41] Holroyd, E., Lopez, V., Chan, S. W. C. Negotiating "doing the month": an ethnographic study examining the postnatal practices of two generations of Chinese women. *Nursing and Health Science*, 2011, 13: 47-52.

[42] Holroyd, E., Twinn, S. Yin, I. W. Exploring Chinese women's cultural beliefs and behaviors regarding the practice of "doing the month". *Women & Health*, 2004, 40 (3): 109-123.

[43] Huang, Y. C. Mathers, N. Postnatal depression-biological or cultural? A comparative study of postnatal women in the UK and Taiwan. *Journal of Advanced Nursing*, 2001, 33 (3): 279-287.

[44] Hung, C. H. Predictors of postpartum women's health status. *Journal of Nursing Scholarship*, 2004, 36 (4): 345-351.

[45] Hung, C. H. Women's postpartum stress, social support, and health status. *Western Journal of Nursing Research*, 2005, 27 (2): 148-159.

[46] Hung, C. H. Psychosocial features at different periods after childbirth. *Kaohsiung Journal of Medical Science*, 2007, 23 (2): 71-79.

[47] Hung, C. H., Chung, H. H. The effects of postpartum stress and social support on postpartum women's health status. *Journal of Advanced Nursing*, 2001, 36 (5): 676-684.

[48] Hung, C. H., Lin, C. J., Stocker, J., et al. Predictors of postpartum stress. *Journal of Clinical Nursing*, 2011, 20: 666-674.

[49] Hung, C. H., Yu, C. Y., Ou, C. C., et al. Taiwanese maternal health in the postpartum nursing center. *Journal of Clinical Nursing*,

2010, 19: 1094-1101.

[50] Inaba, H., Amano, A. Roles of oral bacterial in cardiovascular diseases from molecular mechanisms to clinical cases: Implication of periodontal disease in development of systemic disease. *Journal of Pharmacological Sciences*, 2010, 113: 103-109.

[51] Jones, C. J., Rikli, R. E., Beam, W. C. A 30-s chair-stand test as a measure of lower body strength in community-residing older adults. *Research Quarterly for Exercise and Sport*, 1999, 70: 113-119.

[52] Kartchner, R., Callister, L. C. Giving birth: voices of Chinese women. *Journal of Holistic Nursing*, 2003, 21 (2): 100-116.

[53] Kim-Godwin, Y. S. Postpartum beliefs and practices among Non-western Cultures. *The American Journal of Maternal Child Nursing*, 2003, 28 (2): 75-79.

[54] Klainin, P., Arthur, D. G. Postpartum depression in Asian culture: A literature review. *International Journal of Nursing Studies*, 2009: 41355-1373.

[55] Ko, Y. L., Yang, C. L., Chiang, L. C. Effects of postpartum exercise program on fatigue and depression during "doing-the-month" period. *Journal of Nursing Research*, 2008, 16 (3): 177-185.

[56] Lam, E. T. P., Lam, C. L. K., Lo. Y. Y. C. L., et al. Psychometrics and population norm of the Chinese (HK) SF-36 Health Survey version 2. *The Hong Kong Practitioner*, 2008, 30: 185-198.

[57] Lauderdale, J. Childbearing and transcultural nursing care issues. In M. M. Andrews & J. S. Boyle (Eds.), *Transcultural concepts in nursing care* (4th ed.). Philadelphia: Lippincott, 2008.

[58] Lee, D. T., Yip, S. K., Chiu, H. F. K., et al. Detecting postpartum depression in Chinese women. *British Journal of*

Psychiatry, 1998, 172: 433-437.

[59] Lee, A. M., Lam, S. K., Lau, S. M. S., et al. Prevalence, course, and risk factors for antenatal anxiety and depression. *Obstetrics and Gynecology*, 2001, 11 (5): 1102-1112.

[60] Lee, D. T., Yip, A. S. K., Leung, T. Y. S., et al. Identify women at risk of postnatal depression: prospective longitudinal study. *Hong Kong Medical Journal*, 2000, 6 (4): 349-354.

[61] Lee, D. T., Yip, A. S. K., Leung, T. Y. S., et al. Ethnoepidemiology of postnatal depression. *British Journal of Psychiatry*, 2004, 184 (1): 34-48.

[62] Leung, S. S. K., Arthur, D., & Martinson, I. M. Perceived stress and support of the Chinese postpartum ritual "doing the month". *Health Care for Women International*, 2005, 26: 212-224.

[63] Leung, S. S. K., Martinson, I. M. & Arthur, D. Postpartum depression and related psychosocial variables in Hong Kong Chinese women: Findings from a prospective study. *Research in Nursing & Health*, 2005, 28: 27-38.

[64] Liu, N., Mao, L., Sun, X., et al. Postpartum practices of puerperal women and their influencing factors in three regions of Hubei, China. *BioMed Central Public Health*, 2006, 6 (274).

[65] Liu, N., Mao, L., Sun, X., et al. The effect of health and nutrition education intervention on women's postpartum beliefs and practices: a randomized controlled trail. *BioMed Cetral Public Health*, 2009, 9 (45).

[66] Macfarlane, D. J., Chou, K. L., Cheng, Y. H., et al. Validity and normative data for thirty-second chair stand test in elderly community-dwelling Hong Kong Chinese. *American Journal of Human Biology*,

2006, 18: 418-421.

[67] Maloni, J. A. Antepartum bed rest for pregnancy complications: Efficacy and safety for preventing preterm birth. *Biological Research for Nursing*, 2010, 12 (2): 106-124.

[68] Maloni, J. A., Chance, B., Zhang, C., et al. Physical and psychosocial side effects of antepartum hospital bed rest. *Nursing Research*, 1993, 42 (4): 197-203.

[69] Maloni, J. A., Margevicius, S. P. Damato, E. G. Multiple gestation: Side effects of antepartum bed rest. *Biological Research for Nursing*, 2006, 8 (2), 115-128.

[70] Maloni, J. A., Park, S. Postpartum symptoms after antepartum bed rest. *Journal of Obstetric, Gynecologic, and Neonatal Nursing*, 2005, 34 (2): 163-171.

[71] Maloni, J. A., Schneider, B. S. Inactivity: Symptoms associated with gastrocnemius muscle disuse during pregnancy. *AACN Clinical Issue*, 2002, 13: 248-262.

[72] Matthey, S., Panasetis, P., Barnett, B. Adherence to cultural practices following childbirth in migrant Chinese women and relationship to postpartum mood. *Health Care Women International*, 2002, 23: 567-575.

[73] McCoy, S. J. B. Postpartum depression: An essential overview for the practitioner. *Southern Medical Association*, 2011, 104 (2): 128-132.

[74] McGovern, P., Dagher, R. K., Rice, H. R., et al. A longitudinal analysis of total workload and women's health after childbirth. *American College of Occupational and Environmental Medicine*, 2011, 53 (3): 497-505.

[75] McGovern, P., Dowd, B., Gjerdingen, D. et al. Postpartum health of

employed mothers 5 weeks after childbirth. *Annals of Family Medicine*, 2006, 4 (2): 159-167.

[76] Milgrom, J. , Martin, P. , Negri, L. *Treating postnatal depression.* New York: Wiley, 1999.

[77] Muzik, M. , Marcus S. M. , Heringhausen J. E. , et al. When depression complicates childbearing: Guidelines for screening and treatment during antenatal and postparutm obstetric care. *Obstetric and Gynecologic Clinics of North America*, 2009, 36 (4): 771-778.

[78] Nahas, V. , Amashen, N. Culture care meanings and experiences of postpartum depression among Jordanian Australian women: a transcultural study. *Journal of Transcultural Nursing*, 1999, 10 (1): 37-45.

[79] O'Hara, M. W. Postpartum depression: What we know. *Journal of Clinical Psychology*, 2009, 65 (12): 1258-1269.

[80] Peindl, K. S. , Wisner, K. L. , Hanusa, B. H. Identifying depression in the first postpartum year: Guidelines for office-based screening and referral. *Journal of Affective Disorders*, 2004, 80 (1): 37-44.

[81] Raven, J. H. , Chen, Q. , Tolhurst, R. J. , et al. Traditional beliefs and practices in the postpartum period in Fujian province, China: A qualitative study. *BioMed Central Public Health Pregnancy and Childbirth*, 2007, 7 (8).

[82] Rikli, R. E. , Jones, C. J. Development and validation of a functional fitness test for community-residing older adults. *Journal of Aging and Physical Activity*, 1999, 7: 127-159.

[83] Rikli, R. E. , Jones, C. J. *Senior fitness test manual.* Champaign: Human Kinetics, 2001.

[84] Ronzio, C. R. , Mitchell, S. J. The highs and lows of maternal

depression: cluster analysis of depression symptoms in a sample of African American women. *Journal of Investigative Medicine*, 2010, 58 (7): 887-892.

[85] Schytt, E. , Lindmark, G. , Waldenström, U. Physical symptoms after childbirth: Prevalence and associations with self-rated health. *International Journal of Obstetrics and Gynecology*, 2005, 112: 210-217.

[86] Seymour, G. J. , Ford, P. J. , Cullinan, M. P. , et al. Relationship between periodontal infections and systemic disease. *European Society of Clinical Microbiology and Infectious Disease*, 2007, 13 (4): 3-10.

[87] Strand, M. A. , Perry, J. , Guo, J. Doing the month: rickets and postpartum convalescence in rural China. *Midwifery*, 2009, 25: 588-596.

[88] Temkin, E. Rooming-in: Redesigning hospitals and motherhood in cold war America. *Bulletin of the History of Medicine*, 2002, 76: 271-298.

[89] Thompson, J. F. , Roberts, C. L. , Currie, M. , et al. Prevalence and persistence of health problems after childbirth: Associations with parity and method of birth. *Birth*, 2002, 29: 83-94.

[90] Tsang, R. C. C.. Reference values for 6-minute walk test and hand-grip strength in healthy Hong Kong Chinese adults. *Hong Kong Physiotherapy Journal*, 2005, 23: 6-12.

[91] Tucker, J. N. , Grzywacz, J. G. , Leng, I. , et al. Return to work, economic hardship, and women's postpartum health. *Women & Health*, 2010, 50: 618-638.

[92] U. S. Department of Agriculture. Daily food plans for pregnancy &

Breastfeeding. http：//www. choosemyplate. gov/pregnancy-breastfeeding/ breastfeeding-nurtitional-needs. html, 2012.

［93］ U. S. Department of Agriculture, & U. S. Department of Health and Human Services Dietary guidelines for Americans 2010. http：// www. health. gov/dietaryguidelines/dga2010/DietaryGuidelines2010. pdf, 2011.

［94］ Wan, E. Y. , Moyer, C. A. , Harlow, S. D. , et al. Postpartum depression and traditional postpartum care in China：Role of Zuoyuezi. *International Journal of Gynecology and Obstetrics*, 2009, 104：209- 213.

［95］ Wang, S. Y. , Jiang, X. Y. , Jan, W. C. , et al. A comparative study of postnatal depression and its predictors in Taiwan and mainland China. *American Journal of Obstetrics & Gynecology*, 2003, 189： 1407-1412.

［96］ Wang, S. Y. , & Chen, C. H. Psychosocial health of Taiwanese postnatal husbands and wives. *Journal of Psychosomatic Research*, 2006, 60（3）：303-307.

［97］ Wang, X. L. , Wang, Y. , Zhou, S. L. A population-based survey of women's traditional postpartum behaviors in northern China. *Midwifery*, 2008, 24：238-245.

［98］ Wang, X. L. , Wang, Y. , Zhou, S. L. et al. Women's postpartum practices and chronic pain in rural China. *Journal of Maternal Child Health*, 2009, 13：206-212.

［99］ Ware, J. E. , Kosinski, M. , Bjorner, J. B. , et al. *User's Manual for the SF-36v2© Health Survey*. Lincoln, RI：Quality Metric Incorporated, 2007.

［100］ Wong, J. , Fisher, J. The role of traditional confinement practices in determining postpartum depression in women in Chinese cultures: A systematic review of the English language evidence. *Journal of Affective Disorders*, 2009, 116: 161-169.

[101] Xie, R., He, G., Liu, A., et al. Fetal gender and postpartum depression in a cohort of Chinese women. *Social Science & Medicine*, 2007, 65: 680-684.

[102] 陈起燕, 陈烈平, Joanna Raven, 等. 产妇月子行为和传统习惯及其影响因素. 中国妇幼保健, 2008, 23 (26): 3744-3747.

[103] 马改宁, 白高进. 饮食中的"阴阳平衡". 中医临床研究, 2010, 2 (13): 77-77.

[104] 卢守华, 刘世军. 产后抑郁相关影响因素调查及社区医疗对策. 临床和实验医学杂志, 2011, 10 (14): 1099-1100.

[105] 施慎逊, 汤月芬, 程利南, 等. 上海市孕产妇焦虑、抑郁症状发生率及相关危险因素. 中国心理卫生杂志, 2007, 21 (4): 254-258.

[106] 汤月芬. 孕期心理干预对产后抑郁影响、相关危险因素和雌激素受体的关联研究. 上海: 复旦大学, 2007.

[107] 王晓莉, 王静. 涞水县妇女产褥期饮食、行为研究. 中华行为医学与脑科学杂志, 2000, 9 (1): 29-30.

[108] 杨素勉, 赵桂英, 赵秀娟, 等. 生物反馈电刺激联合盆底肌锻练对产后盆底器官康复的研究. 中国妇幼保健, 2010, 25 (10): 1419-1421.

[109] 延慧秀. 中韩两国产后康复调理方法比较研究. 南京: 南京中医药大学, 2015.

致　　谢

首先，非常感谢我的导师 Dr. Marcia Petrini 一直以来对我的谆谆教导，本研究是在她的细心指导下完成的。这么多年以来，Dr. Marcia Petrini 渊博的专业知识、严谨的治学态度、精益求精的工作作风、诲人不倦的高尚师德对我影响深远。导师不仅传授给我知识，并且教会了我做人的道理。

我也非常感谢我的另外一位导师 Dr. Judith Maloni，本研究从选题到完成，经过多次修改，每一步都是在她的指导下完成，她倾注了大量的心血，在此表达我深切的谢意与祝福。我在美国凯斯西储大学学习的一年时间里，她对我研究课题的认真指导和在生活中无微不至的关心，我深表感激。她不但教会了我科研的方法，还帮助我熟悉美国文化和适应在美国的生活，她是我的良师益友。

另外，我要特别感谢参与本次研究的产妇，她们愿意与我分享她们的经历，并积极支持我的课题，认真填写问卷和完成各种测试。从与她们的沟通中我也学到了很多的知识。

我也要感谢 Dr. Cheng, Dr. Chien, Dr. Cox 以及 Dr. Lee 允许我在本研究中使用他们的工具，还有 Dr. Burant 和 Mr. Graham 给我提供统计分析的指导。

我也要感谢健康学院的全体老师对我的支持。

最后我要感谢我的父母以及我的丈夫一直以来对我的爱护、支持和
帮助。

作　者

2018 年 7 月